解放军东部战区总医院

重症患者导管护理指南

主　编：朱冬梅　张爱琴

副主编：叶向红　陈　敏　郭亚辉

编　者：（按姓氏首字母排序）

　　　　包浩莹　陈文影　陈文芳　陈珍珍　范杰梅　何秀芝
　　　　韩小琴　江方正　罗　婷　吕桂兰　卢玉文　李金萍
　　　　刘亚萍　倪　娟　祁　静　孙　琳　吴莉莉　吴翠丽
　　　　王桂玲　王　芳　王金金　徐金中　徐应玲　许晓惠
　　　　薛阳阳　杨　艳　朱学敏　张　燕　张　桂　张俊红
　　　　张月荣

主　审：苏　皖

东南大学出版社
SOUTHEAST UNIVERSITY PRESS

·南京·

图书在版编目（CIP）数据

重症患者导管护理指南/朱冬梅，张爱琴主编. —
南京：东南大学出版社，2019.10
ISBN 978－7－5641－8580－0

Ⅰ．①重… Ⅱ．①朱…②张… Ⅲ．①险症–导管治
疗–护理–指南 Ⅳ．①R459.7–62

中国版本图书馆CIP数据核字（2019）第223978号

重症患者导管护理指南 Zhongzheng Huanzhe Daoguan Huli Zhinan

主 编	朱冬梅 张爱琴	
出 版 发 行	东南大学出版社	
社 址	南京市四牌楼2号 （邮编：210096）	
出 版 人	江建中	
责 任 编 辑	张 慧	
经 销	全国各地新华书店	
印 刷	南京玉河印刷厂	

开 本	700mm × 1000 mm 1/16	
印 张	12.25	
字 数	210 千	
版 次	2019 年 10 月第 1 版	
印 次	2019 年 10 月第 1 次印刷	
书 号	ISBN 978－7－5641－8580－0	
定 价	78.00 元	

序

东部战区总医院自 2018 年 11 月成立以来，迎来历史上难得的发展机遇。今年又是建院 90 周年，全体东总人在传承中赓续辉煌、开拓创新、锐意进取。东总护理人在救死扶伤的道路上始终秉承南丁格尔精神，不忘初心、砥砺前行、屡创辉煌。

当前，医疗体制改革进入深水区，东部战区总医院迎来了新机遇，全院护理同志牢记使命担当，按照"建设国内一流、军内领先的优势护理学科"发展目标，努力开拓护理事业发展新局面，为建设一流医院贡献智慧和汗水。

传承精神、心存大爱。"三分治疗、七分护理"，患者对我们是生命相托。护理事业责任重大、无上光荣，要求我们敬畏生命、尊重患者和热爱职业。总院有着悠久的历史和浓厚的学术氛围，也是充满战友情、鱼水情的大家庭。每一名护理人都参与和见证了医院的发展，在改革期间一如既往地传递正能量，以良好的精神风貌和实际行动支持医院的建设和发展。

追求卓越、展现精彩。卓越是东总的护理品牌，也是业内的名片。东总护理人努力按照"序列第一、标准第一"的要求，让品牌更亮、名片更精彩，培养和形成过硬的护理技能。不仅立足于普通患者的救治，还根据重症医学发展的需求，开展深入研究，不断强化重症护理技术和战创伤救治技术。而重症患者往往携带多种导管，保证各类导管牢固、通畅、无菌、舒适、美观是护理的目标，也是撰写本书的初衷。

努力进取、坚持不懈。护理工作和护理人讲求锲而不舍、久久为功。总院有很多工作时间超过30年的护理人员，她们在护理岗位上锻炼成长为全国知名专家、教授，不仅重视基础护理技术，更在研究中不断创新、锐意改革，其中包括改良了重症患者的导管标识，推荐使用并制作了导管"五色三级标识法"，用形状区分高危、中危、低危导管，用颜色区分导管功能，一目了然。

《重症患者导管护理指南》的编撰出版，从内容的循证查新、图片的拍摄制作到一字一句的校对，倾注了编写人员的大量心血，也得到了医院的大力支持，在此一并表示衷心感谢。同时也请广大护理同志和读者对本书提出宝贵意见，使其更臻完善。

东部战区总医院院长

2019 年 5 月

前　言

东部战区总医院（原南京军区南京总医院）气道护理学组成立于 2009 年，是医院成立较早的专业学组之一。多年来，学组坚持以实现专项技术全覆盖为原则，致力于规范、推广、督导和研究气道护理专项技术。先后培养了一大批呼吸道专职护士，在临床气道管理工作中发挥了重要的辐射带动和专业研究推动作用。目前，学组成员遍布全院各个护理单元，共计 13 名护士长及 68 名护理骨干。

学组用循证护理方法不断更新知识。2009 年至今，创新了"可冲吸式牙刷"联合"头灯"口腔护理新方法，以及口腔护理"一、二、四"法则；改进了吸痰管材质、侧孔、直径，进行带部分负压插入、改良深部吸痰法等；自制了前端带弯头的"支气管吸痰管"，成功实现了支气管吸痰；更新了呼吸机管路的固定方式，用"上下固定"替代了以往的"平行固定"；制作了机械通气患者卧床功能锻炼器，促进卧床患者早期功能锻炼；形成了"胸部物理治疗三四五六法"；开展了"食道压监测指导 PEEP 调整"技术。2014 年更新了重症患者人工气道护理规范，规范了临床常见的 15 类导管的固定，提高了导管固定质量，有效降低了各类导管的非计划性拔管率。2018 年修订了"呼吸机相关性肺炎院内预防套餐 11 条"，对重症人工气道患者进行 Bundle 管理，起到"1+1 ＞ 2"作用，使操作流程更为直观、操作性更强。

近年来，气道护理学组依托 APnet 网络课堂进行重症护理在线培训，南总重症护理公众号定期推送，气道护理十项专项技术等实用性技术深受广大护理同仁的喜爱。与此同时，学组连续 6 年举办"重症监护及气道管理使用技术国家级继续教育培训班"，每年的课程都推陈出新、异常精彩，吸引来自省内外 500 余名一线护理工作者积极参与。

本书由动静脉导管、胃肠管、呼吸道导管、各种引流管、特殊导管组成，共计 33 种导管的概念、适应证、禁忌证、操作（换药）流程、固定方式、日常护理、非计划拔管处理等，全书图文并茂、简洁直观、操作性强。希望本书的出版不仅为医院护理管理者和护理人员了解和管理各类导管提供帮助，也为临床医生和研究人员提供参考。

由于编者水平有限加上时间仓促，书中不足之处在所难免，希望广大读者及护理同仁给予批评指正。

东部战区总医院护理部

2019 年 4 月

目　录

第四章　引流管

第五章　胆道引流管

第六章　特殊导管

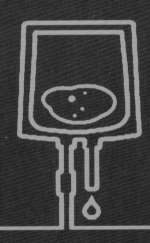

第一章　输液导管

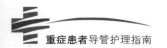

一、外周静脉输液管

1. 概念

外周静脉输液管（浅静脉留置针）是由钢制针芯、软的套管及塑料针座组成。穿刺时将外套管和针芯一起刺入血管中，当套管送入血管后，抽出针芯，仅将柔软的外套管留在血管中进行输液的一种输液工具。

2. 适应证

（1）输液时间长（≥3天）、输液量较多（≥4 h）的患者；

（2）老人、儿童、躁动不安的患者；

（3）输全血或血液制品的患者；

（4）需做糖耐量试验以及连续多次采集血标本的患者；

（5）避免连续输注发疱剂，胃肠外营养，渗透压＞900 mOsm/L的液体，pH＜5和pH＞9的液体或药物。

3. 拔除指征

（1）外周静脉短导管留置时间建议：少于6天（2016INS指南）。

（2）当出现未能解决的并发症、终止治疗或确实不需要时，应该拔除血管通路装置，包括外周静脉短导管。

（3）若不再属于护理计划的一部分或已有24 h或更长时间未用过，应拔除外周静脉短导管。

4. 穿刺部位的选择

外周留置针穿刺选择静脉主要根据输注液体的类型、输注速度和持续时间，避免对患者的舒适度和活动度造成影响。

（1）成人首选前臂、手背静脉，选择粗、直、弹性好的血管。在前臂部位可以增加留置时间，减少留置期间的疼痛，有助于自我护理，并防止意外脱落和栓塞。

（2）不要使用下肢静脉，因为会导致组织损伤、血栓性静脉炎和溃疡。

（3）对血管穿刺困难和（或）静脉穿刺尝试失败后的成人和患儿使用超声技术。

（4）穿刺应避开关节部位，特别是腕关节桡侧 10 ～ 12 cm 范围内的血管，以防穿刺时损伤桡神经；避免穿刺有疼痛、皮肤感染或损伤处的血管；避开静脉瓣及计划进行其他治疗操作的区域。

（5）血管使用遵循由远及近的原则，再次穿刺应选择前次穿刺点的近心端。

（6）对于腋窝淋巴结清扫术后、肢体放疗后、淋巴水肿、上腔静脉压迫综合征及肢体感觉异常的患者应选择健侧手臂穿刺。

（7）1 岁以上的小儿不宜首选头皮静脉，且应避免选择手部或经常吸吮的手指穿刺。

（8）对于需行血液透析的 4 期或 5 期的慢性肾病患者，穿刺部位应避开前臂及上臂血管。

2016INS 指南推荐：每名临床工作者用短导管进行外周静脉穿刺时，尝试次数不超过 2 次，限制尝试总次数不超过 4 次。

5. 留置针的选择

（1）16 ～ 18 GA 的导管适合行大手术的患者；

（2）18 ～ 20 GA 的导管适合需要快速静脉输液、成分输血及输注黏稠药物的患者；

（3）20 GA 的导管可用于输注血液制品及大部分静脉输液；

（4）22 ～ 24 GA 的导管适用于为老年人和儿童、新生儿进行静脉输液，以使穿刺伤害降至最低。

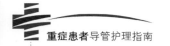

> 2016INS 指南推荐：选择导管内腔数量最少，对患者创伤最小，外径最小的导管。

6. 操作流程

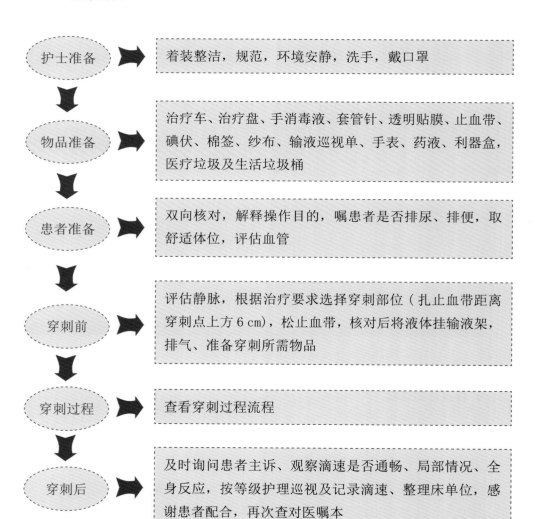

| 护士准备 | ➡ | 着装整洁，规范，环境安静，洗手，戴口罩 |

| 物品准备 | ➡ | 治疗车、治疗盘、手消毒液、套管针、透明贴膜、止血带、碘伏、棉签、纱布、输液巡视单、手表、药液、利器盒，医疗垃圾及生活垃圾桶 |

| 患者准备 | ➡ | 双向核对，解释操作目的，嘱患者是否排尿、排便，取舒适体位，评估血管 |

| 穿刺前 | ➡ | 评估静脉，根据治疗要求选择穿刺部位（扎止血带距离穿刺点上方 6 cm），松止血带，核对后将液体挂输液架，排气、准备穿刺所需物品 |

| 穿刺过程 | ➡ | 查看穿刺过程流程 |

| 穿刺后 | ➡ | 及时询问患者主诉、观察滴速是否通畅、局部情况、全身反应，按等级护理巡视及记录滴速、整理床单位，感谢患者配合，再次查对医嘱本 |

静脉留置针穿刺过程流程图：

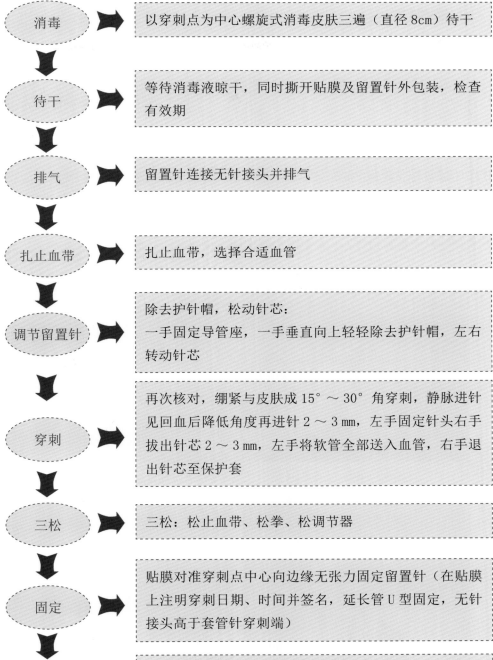

消毒	以穿刺点为中心螺旋式消毒皮肤三遍（直径8cm）待干
待干	等待消毒液晾干，同时撕开贴膜及留置针外包装，检查有效期
排气	留置针连接无针接头并排气
扎止血带	扎止血带，选择合适血管
调节留置针	除去护针帽，松动针芯： 一手固定导管座，一手垂直向上轻轻除去护针帽，左右转动针芯
穿刺	再次核对，绷紧与皮肤成15°～30°角穿刺，静脉进针见回血后降低角度再进针2～3mm，左手固定针头右手拔出针芯2～3mm，左手将软管全部送入血管，右手退出针芯至保护套
三松	三松：松止血带、松拳、松调节器
固定	贴膜对准穿刺点中心向边缘无张力固定留置针（在贴膜上注明穿刺日期、时间并签名，延长管U型固定，无针接头高于套管针穿刺端）
记录	1. 根据病情调节滴速，填写输液巡视单 2. 再次核对，告知病人药物作用、输注时间及注意事项

7. 维护规范

（1）固定

无张力固定法

留置针留置成功后，等待消毒液晾干，取出透明敷料，移除透明敷料的离型纸，一种方法是以穿刺点的一边开始黏贴（如图1.1-A），另一种是单手把贴膜两边捏起，以穿刺点为中心黏贴（如图1.1-B），注意穿刺点应正对透明敷料中央，避免造成机械性张力性皮肤损伤。轻捏透明敷料下导管接头突出部位（图1.2），使透明敷料与导管和皮肤充分黏合，用指腹轻轻按压整片透明敷料，使皮肤与敷料充分接触，避免水汽积聚。再一边移除边框一边按压透明敷料（以免贴膜翘边）（图1.3），在透明敷料的标签纸上标注更换敷料日期、时间和操作者的姓名，并将标签贴于敷料边缘上，最后将导管末端高于穿刺点U型固定（图1.4）。

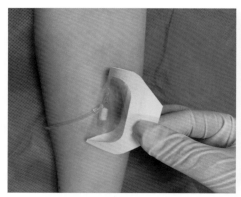

图 1.1-A　两边捏起以穿刺点为中心黏贴

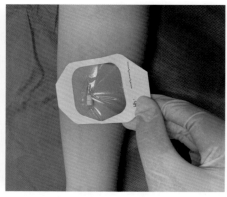

图 1.1-B　单手取胶布在穿刺点的一边开始黏贴

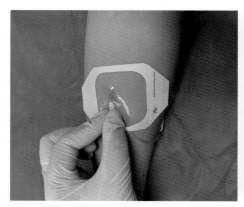

图 1.2　轻捏透明敷料下导管接头突出部位

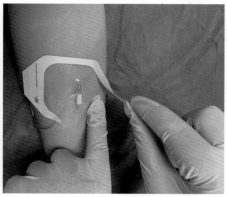

图 1.3　一边移除边框一边按压透明敷料

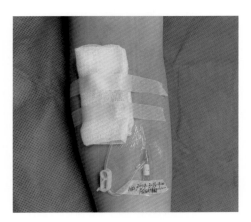

图 1.4 导管末端高于穿刺点 U 型固定

（2）冲管与封管

① 冲管：用等渗盐水将导管内残留的药液冲入血管，避免刺激局部血管，并减少药物之间的配伍禁忌。

方法：脉冲式冲管，在导管内造成小漩涡，加强冲管效果。

冲管的正确步骤：S 生理盐水 → A 给药 → S 生理盐水。

② 封管：通常于输液结束时应用稀释肝素液（凝血功能差的患者可不用肝素）。

封管液：稀释肝素溶液或者生理盐水。

方法：封管液推注速度宜慢，速度过快会使血管内局部压力骤增，导致血管壁通透性增加而引起局部血管变硬变肿。边推边退针，拔出针头前要关闭延长管上的输液夹，靠近穿刺点夹闭。

封管的正确步骤：S 生理盐水 → A 给药 → S 生理盐水 /H 稀释肝素液。

注：稀释肝素溶液：每毫升含肝素 0 ~ 10 U，用量 2 ~ 3 ml，抗凝作用持续 12 h 以上。

8. 护理要点

（1）保持置管处清洁、干燥

如不慎淋湿，消毒后立即更换贴膜。如果贴膜的完整性受到破坏疑受污染，也应立即更换。纱布每 24 h 更换一次。

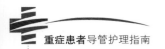

（2）贴膜配合套管针更换

至少每5～7天更换一次（2016INS指南），贴膜上需注明穿刺日期和时间、更换贴膜的护士签名。

（3）按照频率进行评估

① 对于危重症／麻醉后镇静患者或有认知障碍的患者，应每1～2h检查一次；

② 新生儿／儿童患者应每小时检查一次。

（4）特殊药物输注时注意事项

① 高渗药物输液时，应注意交替使用留置针；

② 发疱剂应单次输液，且选择粗直血管；

③ 输液前，可提前使用预防药物，外涂多磺酸黏多糖软膏（喜疗妥）；输液后，等渗液体冲管，并可继续在穿刺点外涂喜疗妥。

（5）健康宣教

使用留置针进行输液和输液结束后，可进行适当的运动，但应避免剧烈运动，如：打球、提重物等。如需洗澡，可进行淋浴，在留置针外面包裹一层保鲜膜，防止进水。

二、经外周静脉置入中心静脉导管 (PICC)

1. 概念

经外周静脉置入中心静脉导管(periphreally inserted central catheterization, PICC)置管术是指由外周静脉（贵要静脉、肘正中静脉、头静脉、大隐静脉等）置管，使导管尖端位于上腔静脉或下腔静脉的方法。

2. 适应证

① 需要长期静脉输液的患者；

② 缺乏外周静脉通路倾向的患者；

③ 有锁骨下或颈内静脉插管禁忌证的患者；

④ 输注刺激性药物（如化疗药物等）的患者；

⑤ 输注高渗性或黏稠性液体（如胃肠外营养液、脂肪乳等）的患者；

⑥ 需反复输血或血制品，或反复采血的患者；

⑦ 23 ～ 30 周的早产儿（极低体重儿，＜ 1.5 kg）；

⑧ 其他：如家庭病床患者等。

3. 禁忌证

① 无合适的穿刺置管血管；

② 穿刺部位有感染或损伤；

③ 置管途径有外伤史、血管外科手术史、放疗治疗史、静脉血栓形成史；

④ 接受乳腺癌根治术和腋下淋巴结清扫术后的患侧上肢；

⑤ 上腔静脉压迫综合征；

⑥ 已知对导管材质过敏者；

⑦ 严重出血性疾病；

⑧ 锁骨下淋巴结肿大或有肿块者；

⑨ 安装起搏器的一侧；

⑩ 淋巴结水肿或脑中风累及的患侧肢体；

⑪ 4 ～ 5 级慢性肾病患者。

4. 换药流程

（1）用物准备	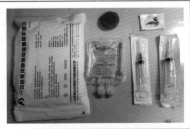
换药包一份［治疗巾 1 块、酒精棉棒 1 包、碘伏（或氯己定）棉棒 1 包、无菌手套 2 副、透明贴膜 1 块、胶布三条、酒精棉片 2 片、纱布 1 块］、输液接头（正压接头）、20 ml 注射器、0.9％氯化钠溶液 20 ml、皮尺等。	
（2）评估	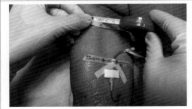
首先向患者解释操作过程，仔细检查 PICC 穿刺周围皮肤有无压痛、肿胀、血肿、感染、浆液脓肿等，用皮尺测量穿刺点上方 10 cm 处臂围（＞ 2 cm 应考虑血栓或静脉炎的出现）。	

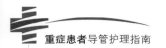
（3）更换输液接头 戴无菌手套，用酒精棉片用力旋转摩擦接头连接处，至少 20 次（约 15s），用 20 ml 0.9%氯化钠溶液预冲正压接头以排出其中的气体。连接 PICC 连接处，回抽血确认位置，脉冲式冲洗导管。	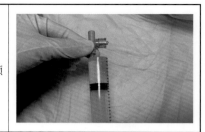
（4）揭除敷贴 拇指轻压穿刺点周围，沿敷料周边 0° 角平行牵拉透明敷料，固定导管，自下而上 180° 角去除旧的敷料。观察穿刺点周围有无红肿、渗血、渗液及导管刻度。	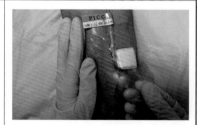
（5）酒精棉棒消毒 更换无菌手套，用酒精棉棒在距穿刺点 1 cm 外的皮肤由内向外，顺时针、逆时针交替螺旋状消毒三遍，消毒直径为 10 cm×12 cm。	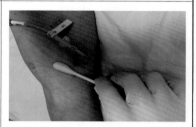
（6）碘伏（或氯己定）棉棒消毒 碘伏（或氯己定）棉棒以穿刺点为中心，由内向外，顺时针、逆时针交替螺旋状消毒三遍，消毒直径为 10 cm×12 cm，最后消毒外留导管及延长管。	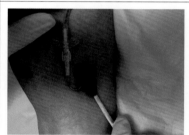
（7）固定 皮肤待干后，正确摆放导管位置（U 型固定），切勿打折，无张力贴膜（敷料中心对准穿刺点，下缘覆盖翼型部分约一半，纸质边框预切口对准导管连接器方向）放置后先捏牢导管、固定翼及连接器边缘。	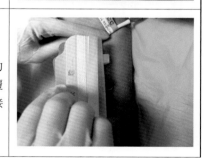

（8）导管塑形 使导管与贴膜完全相黏，然后按压整片敷料，最后去除纸质边框时边去除边按压。	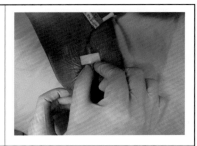
（9）胶布固定 蝶形交叉固定连接器。	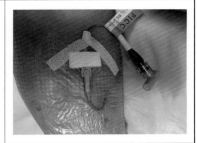
（10）标注 注明换药日期、时间(置管时间、更换敷料时间)刻度、签名。	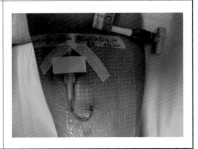

附：思乐扣更换流程：

（1）去除思乐扣 揭开贴膜后，打开固定翼，并去除思乐扣，观察穿刺点及周围皮肤，用酒精棉棒－碘伏（或氯己定）棉棒由内向外顺时针、逆时针交替螺旋状消毒皮肤各 3 遍，消毒范围 10 cm×12 cm。	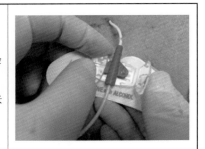

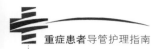
（2）涂保护剂 用皮肤保护剂单层涂在固定部位，待干（10～15 s）。	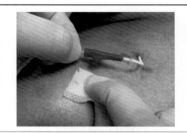
（3）安装 根据思乐扣的箭头所示（箭头指向穿刺点），放置固定垫，将导管固定翼上的缝合孔安装在思乐扣上，锁死固定翼。	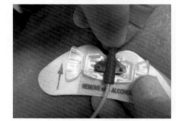
（4）固定 依次撕下贴在固定垫后面的纸，并妥善贴在皮肤处，按规定贴上透明敷料。	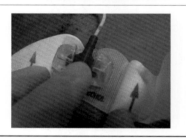

5. 日常护理

术后 24 h 内：观察穿刺点有无渗血，弹力绷带加压包扎松紧度是否合适。穿刺肢体适当抬高，多做握拳动作，如出现疼痛、酸痛等不适症状，应立即通知护士。

术后 24 h 后：置管后 24 h 更换第一次敷贴，以后每周更换 1～2 次，根据病情需要随时更换，严格无菌操作原则。

① PICC 导管一般 8 h 冲管一次，持续输液每 12 h 冲管一次，限制输液速度的患者，增加冲管的次数。

② 采取血样标本时，先用注射器抽取 2～3 ml 血液弃去，再留取血标本，最后冲管。

③ 每天定时定部位测量臂围，及时发现有无水肿及静脉炎出现，早期发现早期处理。

④ 输液接头（正压接头）常规每周更换一次，如有血迹及时更换，更换时用酒精棉片持续旋转擦拭 PICC 的螺纹口 15 s 彻底消毒，共消毒 2 遍。

⑤ 输注黏稠度高或相对分子质量大的物质，如脂肪乳、血制品等时，输注前后均应用 0.9% 氯化钠溶液 20 ml 脉冲方式冲管，切忌用 10 ml 以下的针筒，以防压力太大造成硅胶导管破裂。

⑥ 封管时抽取 2 ~ 3 ml、0 ~ 10 U/ml 肝素盐水正压封管。

⑦ 微量泵、化疗泵推注速度宜大于 3 ml/h。

⑧ 对于能够正常洗澡的患者，洗澡之前需要在穿刺点部位及周围使用防水袖套，以防止被沾湿而导致感染，若敷贴发生污染应立即更换。

⑨ 耐高压型 PICC 固定标准操作流程：需要思乐扣进行加强固定。

⑩ 日常生活：a. 适宜活动，可以从事一般的日常工作，如吃饭、洗漱、洗澡、写字等；b. 不宜的活动，避免带管的手臂过度用力，避免做甩手臂动作，如游泳等；c. 衣袖不宜过紧，避免长时间压迫导管引起不适；d. 睡眠时，注意不要压迫穿刺血管；e. 更衣时，先脱健侧衣袖再脱患侧衣袖；f. 置管肢体避免测血压，扎止血带，压力会使血液反流并堵管；g. 不能用于 CT 检查的高压注射（耐高压导管除外）。

6. 意外处理

（1）过敏反应

如果过敏程度较轻，应做好过敏部位的清洁，保证该部位皮肤干燥，使用抗过敏敷贴；如果出现皮疹、瘙痒等不适症状，可用炉甘石洗剂清洗过敏局部皮肤；如果过敏程度严重，用无菌纱布覆盖穿刺部位并用宽胶布固定，换药频率为每天 1 ~ 2 次，遵医嘱给予抗过敏药物。

（2）导管阻塞

输液速度慢或停止，无法抽到回血，无法冲管。密切观察患者的体位，避免导管弯曲、打折，确认导管尖端位置正确。可采用 10 ml 注射器回抽（不可暴力推注），导管部分堵管可选用 10 U/ml 肝素盐水脉冲式封管，保留 20 min 溶栓。通管失败，或导管完全堵塞，采用 5 000 U/ml 尿激酶溶栓。

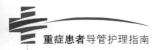
（3）导管感染

如果导管入口处红肿、硬结、流脓，应暂停使用 PICC，遵医嘱使用碘伏及抗生素湿敷，每日 2 次，每次 15～20 min。待感染完全消失后 PICC 仍可正常使用。使用过程中病人出现高热、寒战、低血压等症状遵医嘱采血培养，根据血培养结果，使用抗生素治疗，处理 3 天无好转，遵医嘱拔出 PICC，做导管尖端培养。

（4）静脉炎

沿静脉通路部位疼痛、压痛，穿刺部位血管红、肿、热、痛，触诊时静脉发硬，呈条索状、无弹性，严重者伴有发热等全身症状。停止输液，抬高患肢，避免剧烈活动，用 50% 的硫酸镁外敷，每天 4 次，每次 20 min，并抬高患肢，避免剧烈运动，若 3 天无好转或更严重者应拔出导管。

（5）静脉血栓

置管部位肿胀、渗液、麻木、刺痛、皮肤颜色和温度改变。超声和血管造影明确诊断，抬高患肢、制动，遵医嘱使用抗凝药物，外科或介入治疗。

（6）导管异位

滴速减慢，无法抽到回血，导管发生位置偏差。先评估导管功能，并进行 X 线定位。过深可以根据需内留长度拔出一部分导管，但过浅时不可再送入外移导管。如处理后导管功能仍未恢复，应拔管或重新置管。

（7）导管断裂

体外部分断裂：修复导管，按无菌原则，用无菌剪刀在渗漏部位远端剪断，重新更换延长管，拍 X 线片确认位置。

体内部分断裂：用手指按压导管上端的血管或立即于上臂腋部扎止血带，并制动，防止断管随血流移动，止血带松紧以不影响动脉血供为宜。快速确定导管位置，必要时行静脉切开术，取出导管。

（8）导管脱出

导管从置管处脱出来，或有明显脱出迹象，立即按压穿刺处，检查导管的刻度并排除断裂的可能。如导管刻度不全，嘱患者制动，立即通知医生。

（9）拔管护理

在进行拔管前需要先用热水袋在患者穿刺点上方热敷至少 30 min，为了避免出现导管破裂，需提前准备好止血带。导管拔出后进行压迫止血，最后用无菌敷料进行包扎，伤口恢复后才能洗澡。

三、中心静脉导管 (CVC)

1. 概念

中心静脉导管（central venous catheter, CVC）末端位于上腔或下腔静脉的导管，包括经锁骨下静脉、颈内静脉、股静脉置管。在重症监护室（ICU）应用广泛，在抢救危重患者时可快速扩容，同时也是进行中心静脉压测定、肠外营养等治疗的有效途径。其中锁骨下静脉穿刺因导管感染率远低于颈内静脉穿刺和股静脉穿刺，被卫健委感染控制操作指南列为首选（图 1.5，图 1.6）。

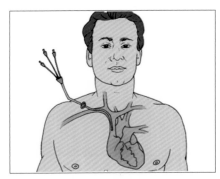

图 1.5　锁骨下中心静脉置管

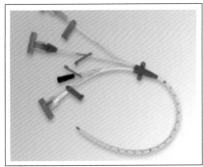

图 1.6　中心静脉导管

2. 适应证

① 外周静脉穿刺困难；

② 长期输液治疗；

③ 大量、快速扩容；

④ 实施完全胃肠外营养（TPN）治疗的患者；

⑤ 药物治疗（化疗、高渗、刺激性）；

⑥ 血液透析、血浆置换术；

⑦ 危重病患者抢救和大手术期行 CVP 监测；

⑧ Swan-Ganz（气囊漂浮）导管监测进行肺动脉压（PAP）和肺毛细血管契压（PCWP）测量工具；

⑨ PiCCO 监测（脉波轮廓温度稀释连续心排量监测）。

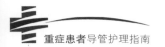
3. 禁忌证

① 同侧颈内置管和起搏导线置管；

② 穿刺部位静脉血栓；

③ 同侧动静脉造瘘管；

④ 穿刺区域的感染、蜂窝织炎；

⑤ 上腔静脉压迫综合征及凝血功能障碍；

⑥ 胸廓畸形、锁骨骨折有明显的畸形愈合。

4. 换药流程

（1）用物准备 换药包一份［治疗巾 1 块、酒精棉棒 1 包、碘伏（或氯己定）棉棒 1 包、无菌手套 2 副、透明贴膜 1 块、胶布 3 条、酒精棉片 2 片、纱布 1 块］、输液接头（正压接头）、20 ml 注射器、0.9%氯化钠溶液 20 ml 等。	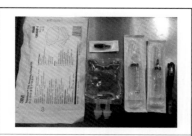
（2）评估 首先向患者解释操作过程，评估穿刺部位及周围皮肤有无渗出、红肿、热痛等。触摸穿刺周围皮肤，评估有无硬结形成，询问患者的感觉。	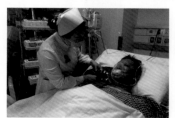
（3）取舒适卧位 充分暴露穿刺点及换药侧肩颈部，肩下垫治疗巾。	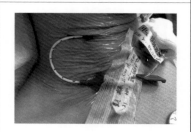

（4）更换输液接头 再次洗手，预冲与新输液接头连接，排气备用（勿将接头从包装袋内取出）。 去除旧输液接头，酒精棉片擦拭路厄接口，多方位用力摩擦不少于 15 s，共消毒两遍，将备好的新输液接头与路厄接口连接。	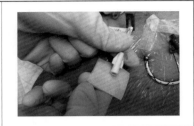
（5）冲洗导管 打开夹子，确认导管位置，抽回血(不超过输液接头)，用 20 ml 0.9%氯化钠溶液脉冲式冲洗导管，并使用 2～3 ml、10 U/ml 肝素盐水正压封管，关闭夹子。	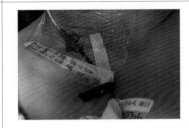
（6）揭除敷贴 拇指轻压穿刺点周围，沿敷料周边 0° 角平行牵拉透明敷料，固定导管，自下而上180°角去除旧的敷料。观察穿刺点周围有无红肿、渗血、渗液，观察导管刻度。	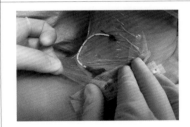
（7）酒精棉棒消毒 更换无菌手套，用酒精棉棒在距穿刺点 1 cm 外的皮肤由内向外，顺时针、逆时针交替螺旋状消毒三遍，消毒直径为 10 cm×12 cm。	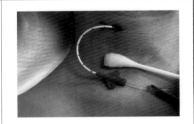
（8）碘伏（或氯己定）棉棒消毒 碘伏（或氯己定）棉棒以穿刺点为中心，由内向外，顺时针、逆时针交替螺旋状消毒三遍，消毒直径为 10 cm×12 cm，最后消毒外留导管及延长管。	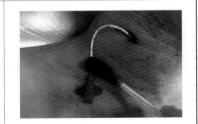

（9）固定 皮肤待干后，正确摆放导管（U型固定），切勿打折，无张力贴膜（敷料中心对准穿刺点，下缘覆盖翼型部分约一半，纸质边框预切口对准导管连接器方向）放置后先捏牢导管、固定翼及连接器边缘。	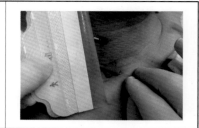
（10）导管塑形 使导管与贴膜完全相粘，然后按压整片敷料，最后去除纸质边框时边去除边按压。	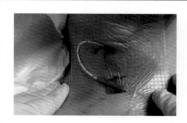
（11）胶布固定 蝶形交叉固定连接器。	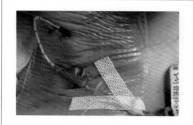
（12）标注 注明换药日期、时间（置管时间、更换敷料时间）、刻度、签名。	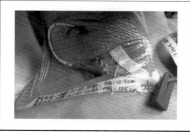

5. 日常护理

① 穿刺后第一个 24 h 更换贴膜，正常情况下每 7 天维护一次。

② 敷料被污染（或可疑污染）、潮湿、松动、脱落或危及导管时应立即更换。

③ 如果患者对透明贴膜过敏，可更换纱布敷料，纱布敷料每 48 h 需要更换一次。

④ 输液接头建议至少每 7 日更换 1 次，如输血或 TPN 需每 24 h 更换一次，

输液接头内有血液残留或完整性受损，均应更换新的输液接头。

⑤ 导管发生部分阻塞时，严禁用力推注，可采用 5 000 U/ml 尿激酶溶栓。待血块松动后用力回抽，切忌将血栓推入血管内，防止发生血栓意外。

6. 意外处理

（1）导管阻塞

仔细检查导管外露部分有无打折、扭曲及长度。若导管部分堵管，可采用 10 U/ml 肝素盐水脉冲式封管，保留 20 min 溶栓。通管失败，或导管完全堵塞，采用 5 000 U/ml 尿激酶溶栓，切不可用导丝或暴力冲管来清除凝块，以免使导管损伤、破裂或造成栓塞。如溶栓不成功，可考虑拔管。

（2）导管感染

置管后如发现穿刺点红肿、疼痛和局部出现脓性分泌物，应按伤口感染处理。如出现发热、寒战等症状，应考虑是否并发感染性败血症，应严密观察，遵医嘱拔出 CVC，做导管尖端培养。

（3）导管脱出或断裂

导管从置管处脱出来，或有明显脱出迹象，立即按压穿刺处，检查导管的刻度并排除断裂的可能。如导管刻度不全，嘱患者制动，拍胸片，立即通知医生。如导管已脱出血管外，用无菌纱布按压穿刺点，防止空气栓塞。拔出中心静脉导管后，检查导管是否完整，必要时需行胸片检查。

（4）拔管护理

① 嘱患者取仰卧位，使中心静脉压高于大气压，防止空气被吸入静脉。

② 嘱患者屏气，以提高胸腔压力，减少空气吸入的危险，拔管时动作应轻柔均匀。

③ 按压位置正确、力度适中，预防出血和空气栓塞，防止用力过度刺激迷走神经引起拔管综合征，拔管后采用密闭无菌敷料覆盖 24 h。

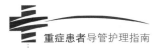
四、植入式静脉输液港

1. 概念

完全植入式输液港（totally implantable access ports，TIAP）是一种可植入皮下、长期留在体内的闭合静脉输液系统，主要由静脉导管系统和供穿刺的港座组成。输液座为一个可以储存液体的空间，称为"储液槽"，材料为硅胶膜，其基底部含有一个不锈钢的金属钛片；导管通过导管锁与输液座相连，多数导管材料为硅树脂，此种材料不易形成血栓。可用于输注各种药物、补液、营养支持治疗、输血、血样采集等。可保留较长时间（8～10年），注射座大约可穿刺2 000次（22G注射针）或 1 000次（20G注射针）。

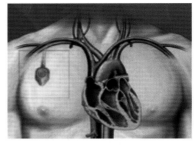

图 1.7　植入式输液港

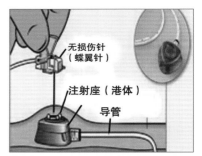

图 1.8　无损针及注射座

2. 适应证

① 需长期或重复静脉输注药物的患者；

② 肿瘤化疗患者；

③ 完全胃肠外营养的患者；

④ 辅助化疗对生活质量要求较高者；

⑤ 其他静脉治疗如输血、高渗性液体、静脉输液等患者；

⑥ 外周血管穿刺困难无法留置经外周中心静脉置管（PICC）者。

3. 禁忌证

① 穿刺局部确诊或疑似感染、菌血症或败血症症状；

② 患者确诊或疑似对 TIAP 材料有过敏反应；

③ 严重的肺阻塞性疾病；

④ 预穿刺部位曾经放射治疗者；

⑤ 预插管部位有血栓形成的迹象或经受过外科手术者；

⑥ 有明显凝血功能障碍者；

⑦ 大量胸腔积液难以平卧、无法耐受手术者；

⑧ 体质、体形不适宜任意规格植入式输液港的尺寸患者。

4. 换药流程（使用流程）：

（1）用物准备 换药包一份［洞巾 1 块、酒精棉棒 1 包、碘伏（或氯己定）棉棒 1 包、无菌手套 2 副、透明贴膜 1 块、胶布 3 条、酒精棉片 2 片、纱布 1 块］、无损伤针、输液接头（正压接头）、20 ml 注射器、0.9%氯化钠溶液 20 ml 等。	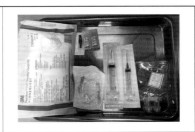
（2）评估 首先向患者解释操作过程，仔细检查输液港周围皮肤有无压痛、肿胀、血肿、感染、浆液脓肿等，确定皮下脂肪大致厚度。同侧胸部、颈部静脉及四肢有无肿胀。	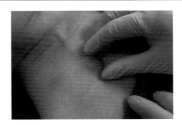
（3）消毒、铺巾 酒精棉棒，以注射座为中心，螺旋状消毒，消毒三次，然后同法以碘伏（或氯己定）棉棒消毒三次，消毒直径 10 cm×12 cm，自然待干。	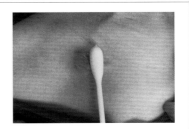
（4）检查无损针 戴无菌手套，用 0.9%氯化钠溶液预冲输液接头和无损伤针，以排出其中的气体。	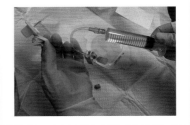

21

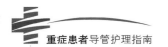

（5）穿刺

① 皮下脂肪少，注射座埋置较浅的患者：

用非主力手触诊定位，找到注射座的中心位置，用拇指、食指、中指固定注射座（呈等边三角形），将注射座拱起的中心垂直进针，无损针穿过皮肤和注射隔膜，达到注射座底部，回抽见回血，确认导管通畅。

② 囊袋组织较厚、注射座埋置较深，以及皮下脂肪厚的肥胖患者：

用非主力手食指触摸注射座中心部位，再用食指和中指将注射座底座向下垂直固定平稳，凸出输液港的中心部位，主力手持无损伤针，将针头从中心点垂直插入穿刺隔直达注射座的底部，回抽见回血，确认导管通畅（如血液颜色异常弃去2～3 ml血液）。用0.9%氯化钠溶液20 ml脉冲式冲洗管。

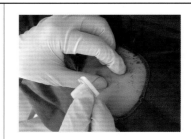

（6）固定

皮肤待干后，正确摆放无损针头位置，无张力贴膜（敷料中心对准穿刺点，下缘覆盖翼型部分约一半）。

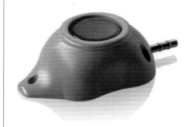

（7）导管塑性

使导管与贴膜完全相粘，然后按压整片敷料，最后去除纸质边框时边去除边按压。

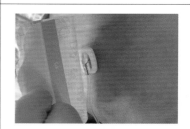

（8）标注

胶布蝶形交叉固定连接器。注明换药日期、时间（置管时间、更换敷料时间），签名。

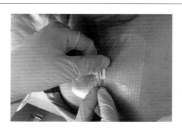

（9）输液 回抽血确认位置，用 0.9％氯化钠溶液 20 ml 脉冲式冲管，连接输液，当输入高黏滞性液体（输血、成分血、TPN、白蛋白、脂肪乳剂等）后，立即冲干净再接其他液体，当连续输入高黏滞性液体时应每 4 h 冲洗 1 次，两种有配伍禁忌的液体之间也要冲洗。	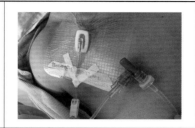
（10）采血 穿刺成功后，用 10 ml 注射器抽出 2 ～ 5 ml 血液并弃置，换新的 20 ml 注射器抽足量血标本，让助手注入采集试管中。血样采集完成后，立即用 0.9％氯化钠溶液 20 ml 以脉冲方式充分冲洗导管，正压封管。	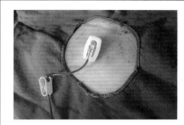
（11）拔针 拔出无损伤针（7 天更换），用 0.9％氯化钠溶液冲管，并使用 100 U/ml 肝素盐水 3 ～ 5 ml 正压封管。当正压注入肝素剩下最后 0.5 ml 左手持纱布并以两指固定好底座，右手拔出针头，用纱布按压止血 5 min，检查针头是否完好，再用碘伏棉签消毒穿刺部位，并贴上无菌敷料。	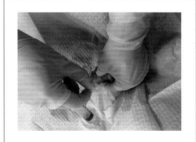

5. 日常护理

　　术后 24 h：部分患者可能会出现囊袋局部出血，勿过多活动，静卧休息。

　　术后 72 h：部分患者此期间易出现植入部位疼痛、出血、感染等症状，术侧避免剧烈活动，保持局部干燥清洁，拆线前禁止洗澡。

　　无损针：每次插针前告知患者有轻微刺痛感。带针期间仅可擦浴，避免剧烈运动，导致无损针滑出。拔针当日不可洗澡，以免感染。

出院指导：

（1）每 4 周需到医院维护一次，必须由专业护士进行维护；

（2）必须使用无损伤针穿刺 PORT，且 7 天更换；

（3）每次使用前抽回血确认 PORT 导管功能性。若抽不到回血，可注入 0.9％

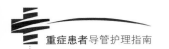

氯化钠溶液 5 ml 后再回抽；

（4）保持 PORT 植入部位局部皮肤干燥、清洁，避免重击；

（5）避免上肢活动范围过大；

（6）如果 PORT 周围皮肤有发红、肿胀、灼热感、疼痛等炎性反应，请及时回医院就诊；

（7）如肩颈部出现疼痛或出现植入 PORT 同侧上肢肿胀、疼痛等症状时，请及时回医院检查处理；

（8）患者应妥善保管自己的 PORT 维护记录手册；

（9）患者出院前应对其进行以上知识的宣教，确定其能明确掌握后方可出院，并嘱其随身携带维护记录手册。

6. 意外处理

（1）疼痛及患侧肢体肿胀

术后 72 h 内切口及注射座周围感觉疼痛属于正常现象，一般无需处理。如出现颈部及患侧肢体肿胀，卧床时将患肢抬高，术后第 2 天起，嘱患者每天轻轻活动颈部，进行适当的日常活动，经 3～4 天肿胀即可消失。

（2）切口出血、渗液及伤口愈合不良

如有切口出血渗液，应及时更换敷料，指导患者自我观察，出现切口疼痛、敷料渗血、渗液，贴膜潮湿、卷边、松脱等情况，应立即告知护理人员。对切口愈合不良者，应延长拆线时间，加强营养，每 3 天换药 1 次。并告知患者切口愈合时有瘙痒感，切勿用手抓挠，避免结痂脱落引起出血，影响切口愈合，应让结痂自然脱落。同时，置管肢体避免剧烈活动、负重及重力撞击等。

（3）导管相关性血流感染

输液治疗时，使用无损针与港座相连。根据患者的需要选择合适的型号进行穿刺。感染极易发生在切口或无损针通道处，表现为局部疼痛红肿、压痛、硬化。因此，在进行穿刺时，护理人员必须严格执行无菌技术操作。一旦发生感染，立即停止输液港的使用，拔除无损针，注意感染处有无脓液渗出，有脓液者需清创，并每日红外线灯照射伤口消毒，遵医嘱使用抗生素。待感染完全消失后输液港仍可正常使用。

（4）导管堵塞

① 每次无损针穿刺前，要给患者拍 X 线片。观察有无血栓形成，在确定无血栓形成及导管末端位置无误后方可穿刺。

② 为预防导管堵塞，在每次输液前后、采血后或输入两种易产生结晶的液体之间，需要进行充分的冲管。在输液结束后，正确封管。

③ 拔除无损针时，由于无损针在固定后，针尖斜面保持在一个位置，尽管每次封针都采用脉冲式冲管，注射座内仍会有某些部位未得到充分冲洗。因此，在去除敷料贴膜后，拔除无损针前，应将无损针依次旋转一圈，同时脉冲式冲管，这样能够使导管及注射座完全冲洗干净，防止药液、血液等集聚沉淀。

④ 为防止少量血液反流到导管末端而发生导管堵塞，拔针应轻柔。拔针时用拇指和食指固定输液港，当正压注入肝素剩下最后 0.5 ml 左右时开始拔针。禁止使用 10 ml 以下的注射器冲管，以免损伤导管瓣膜，甚至导致导管破裂。

⑤ 输液时，注意观察输液速度。如输液速度减慢或者不滴，应立即寻找原因，及时处理。

⑥ 若确诊为血凝块堵塞，无损针尾端接三通接头，直臂接配好的尿激酶，侧臂接空注射器备用。先令导管与侧臂通，回抽注射器的活塞，使导管座内形成负压，然后迅速使两直臂通，尿激酶会由于导管内的负压而被吸入导管，等待 20 min。再令导管与侧臂通，回抽注射器的活塞。直至抽出血凝块，再用 20 ml 0.9％氯化钠溶液脉冲式方法，将导管及注射座充分冲洗，输液港可继续使用。

（5）导管夹闭综合征

导管夹闭综合征是中央静脉导液管在锁骨和第一肋骨之间被压迫时引发的，这种压迫会导致暂时性的导液管障碍或完全性阻塞，甚至导管损伤、断裂，导管末端脱落游离至心脏，是术后较严重的导管留置并发症。临床表现为上肢放下时或患者保持某种体位时输液不畅，立即进行 X 线胸片判定导管压迫受损程度，确诊后应通过介入手段立即取出。

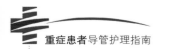

五、血液透析管

1. 概念

（1）血液透析管

血液透析是利用半透膜原理，通过弥散／对流进行物质交换，清除体内代谢废物及过多水分、电解质，从而净化血液，纠正水电解质及酸碱平衡，它需要把患者血液引出体外，再回到体内去，该通路称血管通路，被称为血液透析患者的生命线。建立合适的血管通路是进行血液透析的前提条件。

（2）理想的血管通路应符合以下条件

①血流量要达到 $100 \sim 300$ ml/min，以保证有效透析；

②可反复使用，操作简单且对患者日常生活影响小；

③安全，尽可能不浪费血管，不易发生血栓、感染、破裂、出血等合并症，心血管稳定性好，不加重心负荷；

④迅速：尤其指临时性血管通路；

⑤长期通畅率高，尤其指永久性血管通路；

⑥皮下动静脉内瘘要求有足够的穿刺部位。

（3）血管通路的分类

①临时性血管通路：动脉直接穿刺、颈内静脉留置导管、锁骨下静脉留置导管、股静脉留置导管（致命性并发症罕见）；

②半永久性血管通路：带涤纶套深静脉长期留置导管；

③永久性血管通路：自体动静脉内瘘、移植血管内瘘等。

2. 适应证

（1）急性肾衰竭

① 无尿或少尿 48 h 以上，伴有高血压、水中毒、肺水肿、脑水肿之一者；

② 血尿素氮（BUN）$21.4 \sim 28.6$ mmol/L 或每日升 10.7 mmol/L；

③ 血肌酐（Scr）$\geqslant 442$ μmol/L；

④ 高钾血症，$K^+ \geqslant 6.5$ mmol/L；

⑤ 代谢性酸中毒，CO_2 结合力 $\leqslant 13$ mmol/L。

（2）慢性肾功能衰竭

Scr ≥ 707 μmol/L、BUN ≥ 35.7 mmol/L、Ccr ≤ 5 ml/min，并伴有下列情况者：

① 出现心力衰竭或尿毒症、心包炎；

② 难以控制的高磷血症，临床及 X 线检查软组织钙化；

③ 严重的电解质紊乱或代谢性酸中毒，K^+ ≥ 6.5 mmol/L；

④ 明显的水钠潴留，如高度水肿和较高的血压；

⑤ 严重的尿毒症症状，如恶心、呕吐、乏力等。

（3）急性药物或毒物中毒

毒物能够通过透析膜析出，且剂量不大，争取在服毒 8 ～ 16 h 内进行。

（4）其他

① 难治性充血性心力衰竭和急性肺水肿的急救；

② 顽固性腹水；

③ 水、电解质紊乱；

④ 免疫相关性疾病。

3. 相对禁忌证

（1）老年高危患者、不合作的婴幼儿或精神病患者；

（2）严重心肌病病变或心律失常不能耐受体外循环者；

（3）大手术后 3 天内，或严重活动性出血者；

（4）恶性肿瘤晚期导致肾衰竭者；

（5）低血压或休克者；

（6）脑血管意外者。

4. 换药流程

（1）核对：患者、医嘱。

（2）评估

① 患者的整体情况及配合程度；

② 置管日期、时间、置入长度，置管处敷料外观有无渗血；

③ 留置管的类型及部位；

④ 询问有无药物、碘伏、无菌贴膜、胶布过敏史。

27

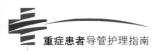

（3）告知

① 置管换药的目的、步骤；

② 操作中可能出现的不适及配合操作的方法。

（4）准备

① 环境：清洁、整齐、光线充足。

② 用物：一次性消毒包、透明贴膜、无菌纱布、棉签、抗生素软膏。

③ 患者：合适、舒适体位。

④ 操作者：着装整洁、洗手、戴口罩。

（5）实施

① 再次核对床号、姓名、医嘱及换药用物；

② 协助患者取舒适体位（卧位／坐位），暴露换药部位（注意保护患者隐私、保暖），整理好透析管道；

③ 戴薄膜手套，向心方向撕去旧贴膜，丢入医疗垃圾桶；

④ 注意置管处有无渗血、脓性分泌物及红、肿、热、痛（若出现此情况及时汇报医生对症处理）；

⑤ 严格无菌操作，打开消毒包，戴无菌手套，按正确手法对置管处皮肤进行消毒，询问患者有无不适；

⑥ 必要时用无菌棉签取适量抗生素软膏涂于置管伤口处；

⑦ 待消毒处皮肤晾干贴无菌贴膜；

⑧ 更换无菌治疗巾；

⑨ 固定好管路、整理用物。

（6）洗手、记录

及时记录换药日期、时间、伤口情况、导管置入深度（外露长度），双签名。

5. 固定方法

（1）股静脉导管固定

置管时用缝线将导管缝合在周围皮肤上，消毒并擦净周围皮肤，导管下垫一块开口纱布，再将一块无菌纱布覆盖并固定于针眼上方，外层覆盖 10 cm×12 cm 透明敷料贴（将敷料贴完全覆盖纱布，一手固定按压贴膜，另一手往一方向轻撕移除边框，注意使之充分与皮肤接触，牢固固定），在胶带上注明导管置入刻度、穿刺日期、敷料更换日期、时间、操作者姓名，并将标签贴于敷料边缘上（图 1.9～图 1.11）。

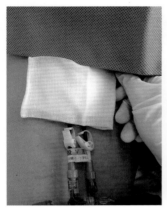
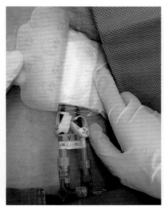
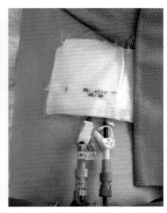

图 1.9　取无菌纱布覆盖导管　　图 1.10　边撕边按压透明敷料　　图 1.11　皮肤与敷料完全贴服并贴上标签

　　① 透明敷料贴＋治疗巾固定法：导管前端用治疗巾包裹，再用胶布固定于周围皮肤（图 1.12，图 1.13）。

　　② 透明敷料贴＋蝶形交叉固定法：距穿刺针眼 15 cm 处分别用两条 3 cm×12 cm 长的胶布蝶形交叉在动脉管路和静脉管路并粘贴在附近的皮肤上，胶布被污染、卷边、松脱随时更换（图 1.14～图 1.16）。

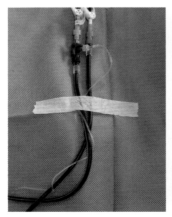
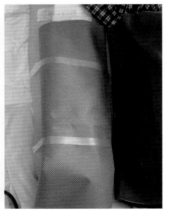

图 1.12　治疗巾固定　　　　　图 1.13　透明敷料贴＋治疗巾固定

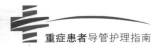
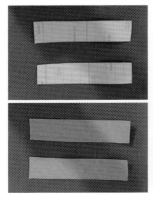

图 1.14　蝶形交叉法胶布　　　图 1.15　蝶形交叉固定

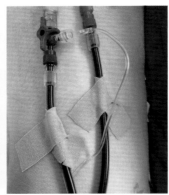

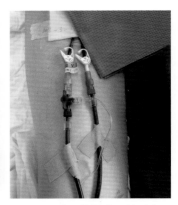

图 1.16　透明敷料贴 + 蝶形交叉固定法

③ 透明敷料贴 + 高举平台法固定：取抗过敏透气弹性胶布，剪成 4 cm×15 cm 的胶布两条，分别在动脉管路和静脉管路前端将导管置于胶布表面中央（约 7.5 cm 处），将胶布对粘约 0.5 cm 后，并以此为中点向周围逐渐抹平固定于皮肤上，胶布被污染、卷边、松脱随时更换（图 1.17～图 1.19）。

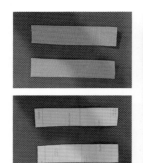

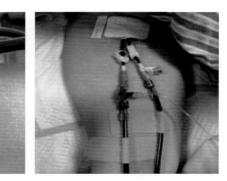

图 1.17　高举平台法胶布　　　图 1.18　高举平台法固定　　　图 1.19　透明敷料贴 + 高举平台法固定

（2）颈静脉导管固定

①U 型开口透明贴膜固定法：选用舒适稳固型透明贴膜一张（椭圆形，周围加一圈无纺布边框，尾部有 U 型开口），置管针眼处及周围皮肤广泛消毒，消毒范围大于敷料面积，将透明贴膜中心对准穿刺点，U 型开口对准导管分别向四周

排尽空气完全贴服于皮肤上（左手食指固定贴膜的中心，右手以上、下、左、右的顺序排尽空气，捏压导管部位及整片敷料，使之充分与皮肤接触，撕除框架纸的同时按压敷料边缘），用另一小块无纺布贴从导管下端开口对准导管从贴膜对侧围绕导管固定，最后在胶带上注明导管置入刻度、穿刺日期、敷料更换日期、时间、操作者姓名，并将标签贴于敷料边缘上（图 1.20～图 1.25）。

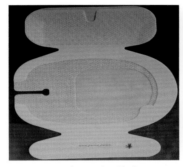

图 1.20　U 型开口透明贴膜

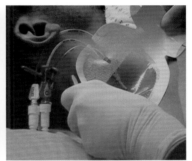

图 1.21　贴膜中心对准穿刺点，U 型开口对准导管

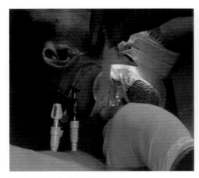

图 1.22　边撕边按压敷料

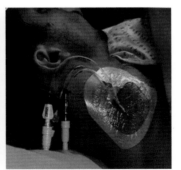

图 1.23　皮肤与敷料完全贴服

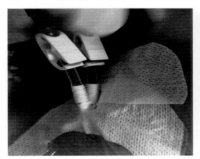

图 1.24　小块无纺布贴对侧固定导管

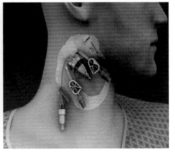

图 1.25　U 型开口透明贴膜固定法

（3）动静脉瘘的固定

戴手套，取两根宽度 2.4 cm、长度 10 cm 和一根宽度 2.4 cm、长度 15 cm 的纸质透气、抗过敏、贴合力强的胶布，两根创可贴。

确定穿刺部位，分别消毒动脉和静脉穿刺处的皮肤（以穿刺点为中心，消毒范围直径＞6 cm），先在内瘘近心端顺血液方向穿刺静脉，后在内瘘远心端穿刺动脉，与皮肤成 20°～30°角，进入血管见回血后放低角度，平行推入血管。

穿刺点固定法

将第一根短胶布固定一根针柄，第二根短胶布固定第二根针柄，针眼处覆盖创可贴，把近穿刺点动静脉管路理顺、并排，用最后一条长胶布固定在患者的手臂上（图 1.26，图 1.27）。

血管通路固定法

①止血钳固定法：将两根管路理顺放于床单上，将止血钳夹起两侧床单固定（图 1.28）；

②手握法：将治疗巾沿 1/4 线对折包裹两根导管，边缘压在病人手臂下，将导管理顺从病人手掌虎口处穿过，嘱清醒病人轻握导管（图 1.29）。

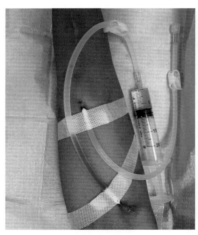
图 1.26 两条短胶布分别固定针柄

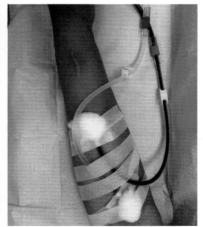
图 1.27 长胶布横向固定两根管道于手臂上，针眼处覆盖创可贴

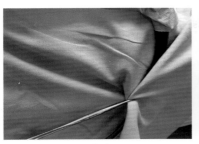

图 1.28　止血钳固定法

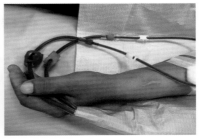

图 1.29　手握法

6. 日常护理

① 养成良好的个人卫生习惯，保持置管处敷料清洁干燥，避免导管皮肤出口和管口污染：如颈内静脉置管者，避免洗脸洗头时水流至导管皮肤出口；如需淋浴的患者，一定要将留置管和皮肤出口处用透明胶布密封，以免淋浴后感染；股静脉置管者，下肢弯曲最好不要超过 90°，勿过多起床活动，并保持局部清洁，防止大小便污染伤口，并加强换药。

② 透析期间妥善固定导管，防止导管移位脱落；可使用松紧带等固定导管末端避免摆动，以免穿刺处出血及皮肤出口感染；导管应正确固定，有晃动情形，应重新粘贴固定；活动和睡眠时避免压迫导管，以防血栓形成和血管壁损伤；穿脱衣服时要特别注意保护导管，最好是宽松及前扣式上衣，避免套头式上衣，以免拉扯导管造成松脱或把导管拉出引起出血。

③ 导管管夹、肝素帽需维持关闭，勿自行开关调整，松脱时可能造成感染，应告知医护人员处理。

④ 留置导管者在病情允许的情况下，可适当活动或进行日常家务活动，但不宜剧烈运动，以防导管脱落；随时注意观察皮肤外导管长度，如发现导管部分脱出，不能自行塞入，应立即局部压迫固定，并到医院就诊。

⑤ 如发现置管处皮肤发红或有少许渗液，可用碘伏涂擦或按医嘱加强护理，必要时立即就诊。

⑥ 每日测量体温，体温升高或置管局部皮肤有红肿、发热、疼痛等导管感染迹象时，应及时就诊。

⑦ 观察置管处有无渗血，一旦发生，应轻压局部 30 min，若仍出血不止，应及时就诊。

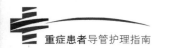

⑧ 置管口皮肤有瘙痒禁忌手抓，以防感染；颈部留置导管的患者睡觉时尽量仰卧或向对侧卧，避免颈部过度活动，穿前扣式上衣，以免脱衣时将导管拔出。股静脉留置导管患者不宜过多活动，穿脱裤子时避免将导管拉出。一旦导管脱出，应立即按压局部止血，并及时通知医护人员。

⑨ 如非特殊紧急情况，血液透析导管不宜另做他用，如抽血、输液等，以防感染和堵塞。如有下列情形，请至医院求治：

a. 导管留置处有红、肿、热、痛等感染现象；

b. 导管留置处缝线脱落；

c. 导管末端肝素帽松脱；

d. 导管留置处敷料渗血，请先压迫出血点 30 min 以上，如仍有出血应即刻至医院就诊；

e. 导管不慎脱落时，先压迫管口止血并立即至医院求诊。

7. 意外处理

透析管滑脱

① 保持镇静，呼叫医生及血液净化专科护士。

② 立即用无菌纱布按压止血，安慰患者，注意保暖。

③ 若在透析中，另一名护士需关闭血泵，夹住动静脉管路，查找滑脱部位，如果管路未污染，应迅速连接管路减少血液的丢失；如果管路脱落部位被污染，应及时更换，减少损失，并记录数据，关闭血液净化机器。

④ 监测生命体征，出现低血压立即补充液体，升高血压，防止低血压性休克，遵医嘱对症处理，分析原因，制定防范措施，逐级上报。

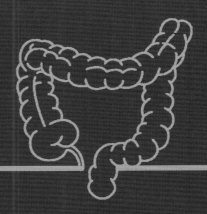

第二章 胃肠管

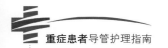

一、经鼻胃（肠）管

1. 概念

经鼻胃（肠）管指将胃（肠）管经一侧鼻腔插入胃（肠）内，用以胃肠减压或从管内灌注流质食物、营养液、药物和水分，从而达到治疗目的的管道。

2. 适应证

① 急性胃扩张；

② 上消化道穿孔或胃肠道有梗阻；

③ 急腹症有明显胀气者或较大的腹部手术前等；

④ 昏迷患者或不能经口进食者，如口腔疾患、口腔和咽喉手术后的患者；

⑤ 不能张口的患者，如破伤风患者；

⑥ 早产儿和病情危重的患者以及拒绝进食的患者；

⑦ 服毒自杀或误食中毒需洗胃患者。

3. 禁忌证

① 鼻咽部有癌肿或急性炎症的患者；

② 食管静脉曲张；

③ 上消化道出血；

④ 胃炎；

⑤ 鼻腔阻塞；

⑥ 食管、贲门狭窄或梗阻；

⑦ 吞食腐蚀性药物的患者。

4. 置管流程

- 鼻胃管置入流程

（1）用物准备 生活垃圾桶、医疗垃圾桶、治疗本、治疗盘内放治疗碗（盛温开水）、注射器、胃管、鼻贴、治疗巾、标识贴、手套、听诊器、弯盘、压舌板、手电筒、棉签。	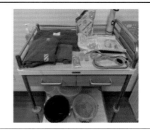
（2）核对、评估 携用物至患者床旁，核对姓名及床号，自我介绍，向患者及其家属解释操作目的及配合方法。评估患者病情、意识状态、合作程度、鼻腔是否通畅，评估患者有无消化道狭窄或食管静脉曲张，插胃管的经历，评估消化、吸收、排泄功能和进食需求。	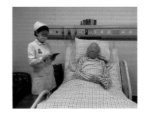
（3）体位 　①协助患者取半坐卧位或坐位； 　②无法坐起者取右侧卧位； 　③昏迷患者取平卧位，头向后仰。	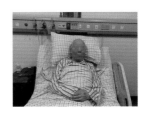
（4）保护床单位：铺治疗巾 （5）鼻腔准备：清洁患者鼻腔	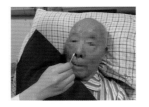
（6）洗手 戴手套、口罩。	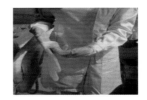

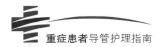
（7）测量胃管插入长度

成人插入长度为 45～55 cm，测量方法是从前额发际至胸骨剑突的距离。

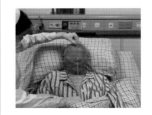

（8）插入胃管

润滑胃管前端，自鼻孔轻轻插入 10～15 cm，嘱清醒患者做吞咽动作，继续插入至预定长度。昏迷患者：左手将患者头部托起，使下颌角靠近胸骨柄，缓慢插入至预定长度。

（9）确认胃管是否在胃内

① 抽取胃液法。

② 听气过水声法：将听诊器置患者胃区，快速经胃管向胃内注入 10 ml 的空气，听到气过水声。

③ 对于一些定位困难的患者（如不能抽出胃液）、胃瘫的患者，推荐使用 X 线进行定位。X 线是确认胃管位置的金标准。

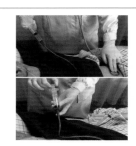

（10）固定

确定胃管在胃内后，用鼻贴固定于鼻尖，二次固定于脸颊。

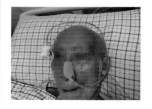

（11）处理胃管末端

① 盖上胃管前端小帽，用纱布包好胃管末端。

② 贴胃管标识，置入长度、日期。

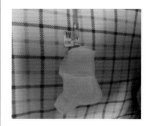

（12）安置患者

协助患者清洁鼻腔、口腔，整理床单位。

（13）整理用物

（14）洗手、记录

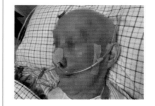

• 鼻肠管置入流程

要求：整个过程动作应轻柔，围绕"10-10-10"原则匀速缓慢置入。

（1）签字 患者及家属签字（了解是否存在置管禁忌证）。	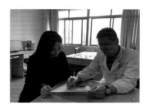
（2）用物 鼻肠管、听诊器、橡胶手套、pH试纸、鼻贴及标识、小份包、甲氧氯普胺 10 mg、200 ml 生理盐水、20 ml 及 2 ml 空针各一个。	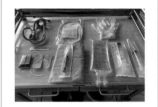
（3）评估 核对、解释（清醒病人）、评估，选择合适型号的鼻肠管。	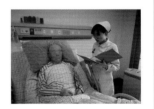
（4）核对 再次核对病人信息，静脉缓慢推注甲氧氯普胺 10 mg，等待 10 min 后置管。	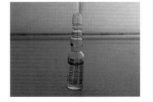
（5）抬高 床头抬高 30°，右侧卧位。	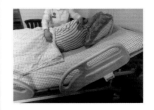

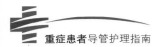

（6）洗手 戴手套、口罩。	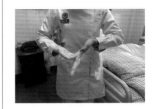
（7）测量 拆开鼻肠管包装，关闭接入端口，保持导丝牢固，测量管道经鼻进入胃的长度。	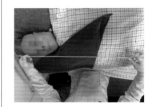
（8）湿润 弯盘倒入 200 ml 生理盐水，浸泡鼻肠管，空针冲管腔。	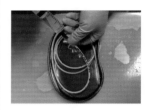
（9）铺巾 铺治疗巾。	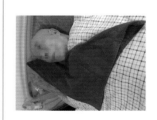
（10）置管 注意动作缓慢轻柔，以每次 2～3 cm 的速度送管。	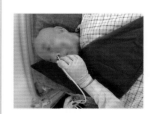

（11）入胃

回抽胃液、听诊等方法确认鼻肠管在胃内。

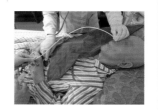

（12）过幽门

确认在胃内后，减慢置管速度。当置入长度达 75 cm 时（一般位于幽门口处），以每次 1 ～ 2 cm 的速度缓慢前行，每置入 5 cm 长度时就回抽导丝，判断有无打折弯曲。

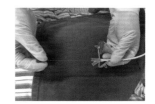

（13）初步位置确认

① 听诊法；

② 真空试验；

③ 导丝判断；

④ 回抽出金黄色肠液测量 pH 值。

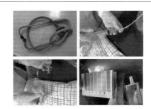

（14）固定

分叉交织法固定，贴导管标识。

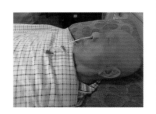

（15）最终定位

① 导航仪；

② 腹部平片（金标准）。

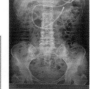

41

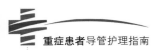

（16）导管位置的确认

① 导丝回弹法：导丝回撤回弹大，可能在胃内盘曲（存在争议）

② 注水回抽法：向管道内注入 10 ml 生理盐水，如果易回抽液体少于 5 ml，可能进入小肠（存在争议）；

③ 听诊法：左上腹（胃腔）→右腹（过幽门）→左下腹（十二指肠或空肠）（存在争议）；

④ 抽取肠液法：抽出金黄色液体，pH＞6 可能进入肠内（存在争议）；

⑤ 导航仪定位法；

⑥ 腹部平片（金标准）。

注意事项：

（1）随病人呼吸缓慢进管，通常超过 75 cm 后，可有一种突破感为过幽门，可继续轻柔推进。

（2）如遇导丝回弹大，向后慢速回撤，每次 5 cm，直到感觉导丝能够在管道内自由移动。

（3）正常如遇阻力明显增加，不应盲目用力进管。

（4）置管困难可辅助使用注水、注气、双导丝等方法。

（5）气管插管／切开置管前可将气囊抽出再置管。

5. 固定方法

要求：牢固、美观、舒适、清洁、通畅。

（1）分叉交织法

取抗过敏透气弹性胶布，按胶布背面刻度剪出 7 cm×3 cm 胶布 1 块，沿纵向正中剪开至 4 cm 处，修边角至美观。鼻胃（肠）管留置成功后，擦净鼻部分泌物，用未剪开的 3 cm（此长度可根据患者鼻的情况而定）胶布纵向固定于整个鼻部，剪开的一条沿胃管在鼻孔处顺时针螺旋形缠绕数圈，将导管稍向鼻内插入 0.5 cm，目的是使得导管和鼻子之间插入些胶布，减少导管对鼻部的刺激，再将另一条胶布逆时针螺旋形缠绕（图 2.1，图 2.2）。

（2）蝶翼法

选择一条长 7 cm 的透气型宽胶布，将胶布从一端两侧各剪去 1 cm×4 cm，一端保留 3 cm×3 cm 贴于病人鼻部，将一端剪开残留的部分缠绕在鼻胃（肠）管上。将鼻胃（肠）管外露部分用透明贴或宽胶布高举平台法贴于病人的脸颊上（图 2.3，图 2.4）。

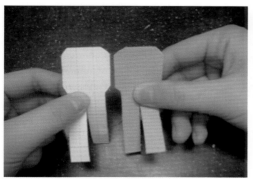

图 2.1　分叉交织法胶布

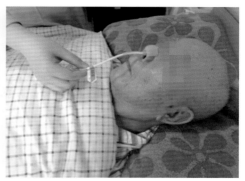

图 2.2　分叉交织法固定

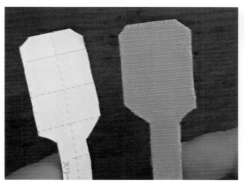

图 2.3　蝶翼法胶布

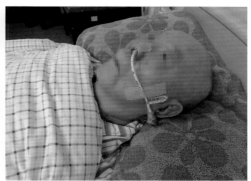

图 2.4　蝶翼法固定

（3）吊线法

选择 10 cm×1.5 cm 的透气型宽胶布，缠绕胃管 2 圈后固定于鼻部，取一长约 10 cm 的装订线将胃管出鼻孔处系死扣，注意勿过紧过松，双线捻成一股后向上固定于额头，用 3 cm×4 cm 透气型宽胶布固定，导管尾部可用高举平台法固定于面颊部（图 2.5，图 2.6）。

（4）"工"字形法

取抗过敏透气弹性胶布，按胶布背面刻度剪出 7 cm×4 cm 胶布 1 块，剪成"工"字形，上端保留 3 cm×3 cm，贴于病人鼻部，下端保留 1.5 cm×4 cm，用于固定导管，修边角至美观（图 2.7，图 2.8）。

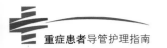
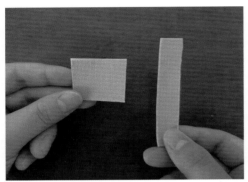

图 2.5　吊线法胶布

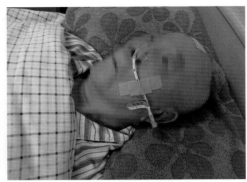

图 2.6　吊线法固定

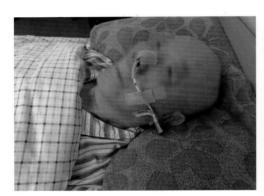

图 2.7　"工"字形法胶布

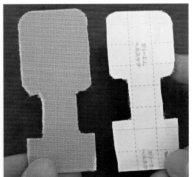

图 2.8　"工"字形法固定

6. 日常护理

（1）留置鼻胃管的护理

① 每日晨间护理时测量胃管长度，用生理盐水棉签清理鼻腔，温毛巾擦鼻翼、脸部后更换胶布。观察患者鼻腔情况，如有脓性分泌物或局部红肿疼痛较明显时，立即更换胃管至对侧或拔出胃管，正确使用黏膜保护剂和抗生素。

② 保持鼻饲患者口腔清洁，做好口腔护理，2 次／日。对于机械通气的鼻饲患者使用（氯己定）口腔护理 2 次／日，以降低肺炎的发生率。

③ 每次鼻饲前需确认胃管是否在胃内，将床头抬高≥ 30°，以预防反流，充分评估患者呼吸道情况，先吸痰后再进行鼻饲，鼻饲后应保持该体位 30 ～ 60 min。

④ 鼻饲前应回抽胃液，了解有无胃潴留，如胃内容物残留量超出 100 ml 应适当延长喂食间隔时间。

⑤ 根据患者情况调整好"三度"，即鼻饲液的浓度、温度（38～40℃）、推注速度，每次定时注射器缓慢推注 200～250 ml。每次鼻饲后用温开水冲洗胃管，冲洗时用手旋捏胃管，以免食物残留在管壁上。

⑥ 鼻饲时严格遵守无菌原则及鼻饲饮食配制原则。

⑦ 鼻饲后胃管末端口盖帽或用无菌纱布包裹，且每日更换纱布。

⑧ 长期鼻饲的患者应每月更换胃管，晚上拔出，次日晨由对侧鼻腔重置。

（2）留置鼻肠管的护理

① 每 2～4 h 用 30 ml 温开水脉冲式冲管，一旦发生堵管，可与鼻肠管末端接三通注入适量的可乐或碳酸氢钠使管腔充盈，利用碳酸氢钠的酸化作用溶解软化堵塞物。

② 口服药物尽量选液体，片剂要充分研碎，注意药物的配伍禁忌。

③ 高龄、胃肠道功能减退、反流性疾病的患者行肠内营养时需使用营养泵持续输注。

④ 对于机械通气的患者为预防误吸的发生，可以行鼻肠管肠内营养联合胃管间歇胃肠减压。

⑤ 鼻肠管虽然避免了胃排空延迟的弊端，但营养液没有经过胃的消化，导致腹泻的发生率要高于胃管，在营养支持治疗时，一定要遵循循序渐进的原则，并注意输注的温度。

⑥ 鼻肠管 3～6 个月需更换一次。

7. 意外处理

（1）堵塞

• 鼻胃管堵塞

原因：① 鼻饲速度过慢；② 食物或药物未充分研碎或药物研碎混合后因化学反应产生凝块；③ 鼻饲后冲管方法不规范。

预防：① 控制鼻饲速度，避免过慢导致堵管；② 鼻饲药物时注意药物之间化学反应及配伍禁忌，几种药物不能放在一起磨碎，鼻饲液保证无渣；③ 鼻饲前后用 20 ml 以上温开水冲洗胃管，并采用脉冲式冲管方式（推—停—推—停）；④ 免疫功能受损或危重患者建议灭菌注射用水冲管。

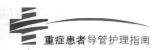
　　• 鼻肠管堵塞

　　原因： ① 鼻肠管打折：外露段扭曲折叠或肠内段反折；② 营养液阻塞：营养液过于浓稠、输注速度过慢、蛋白质凝固、药物与营养液的配伍禁忌。

　　预防： 四度三冲洗。① 浓度：不能过高，从低浓度向高浓度过渡，在增加浓度时，不能同时增加容量，二者增加可交替进行；② 速度：不能过快（最快 100 ～ 120 ml/h）；③ 高度：床头抬高要大于 30°；④ 温度：鼻饲液温度控制在 38 ～ 40℃；⑤ 分别、逐渐增加速度、浓度和量；⑥ 鼻饲前后、喂药前后、定时冲洗。

　　（2）脱出

　　原因： ① 面颊油脂及汗腺分泌多使面部胶布松脱；② 病人烦躁，不自主拔管。

　　预防： ① 妥善固定鼻胃（肠）管，分叉交织法胶布固定可减少滑脱。要加强鼻饲患者的巡视，检查管道固定情况，如有胶布松脱现象应及时更换。② 护士要详细解释留置鼻胃（肠）管的目的及自行拔管的危害。对有可能不自主拔管的患者进行适当约束，对有躁动不安或谵妄的患者应和医生沟通给予适当的药物镇静。

　　（3）鼻饲液反流及误吸

　　原因： ① 剧烈咳嗽有可能使胃管改变位置；② 患者体位不当；③ 胃肠蠕动缓慢造成胃潴留或鼻饲输注速度过快；④ 胃管插入深度不够。

　　预防： ① 鼻饲前充分评估呼吸道情况，先吸痰再进行鼻饲，以预防鼻饲后吸痰引起咳嗽，导致反流；② 鼻饲前将床头摇高至角度大于 30°，鼻饲后应保持该体位 30 ～ 60 min；③ 鼻饲前回抽胃液，了解有无胃潴留，如胃内容物残留量超出 100 ml 应适当延长喂食间隔时间；④ 鼻饲速度尽可能慢，有条件者可使用营养泵控制鼻饲速度，初用时速度可调至 20 ml/h，应用 12 ～ 24 h 后输注速度可逐步增至 40 ～ 80 ml/h；⑤ 延长胃管的置入长度，即发际至剑突的距离再加 8 ～ 10 cm。

　　紧急处理： 鼻饲液反流及误吸对患者危害很大，轻者可引起吸入性肺炎，重者则导致窒息死亡。若患者突然出现呼吸道分泌物增多，应警惕有无胃内容物反流误吸，出现误吸时应立即停止鼻饲，取右侧卧位，头部放低，尽快吸出呼吸道分泌物并抽出胃内容物，防止进一步反流，造成严重后果。

（4）胃肠功能紊乱

原因与表现：胃肠功能紊乱表现为腹泻、便秘、糖代谢紊乱等，与鼻饲液的种类、速度、温度及鼻饲量等有关系。

护理措施：① 鼻饲液温度 38 ～ 40℃，每次鼻饲量应控制在 200 ～ 250 ml，少量多餐，一般每天 4 ～ 6 次，两餐之间适当补充水分；② 食物要当日配制，鼻饲用品要清洁消毒；③ 对高龄及危重患者持续鼻饲较分次鼻饲可有效降低并发症的发生。

二、经皮内镜下胃 / 空肠造口管（PEG/J）

1. 概念

经皮内窥镜引导下的胃空肠造口术简称 PEG/J，它是一种无需开腹，只需在内窥镜的引导下进行的"牵拉式"胃空肠造口术，它是长期肠内营养途径中最普遍应用的技术。

2. 适应证

① 不能经口进食，需长期肠内营养支持；

② 长期胃肠减压，晚期癌性肠梗阻；

③ 胆汁回输；

④ 便秘患者的顺行灌肠；

⑤ 胃疝或胃扭转；

⑥ 胃肠功能正常；

⑦ 头颈部肿瘤患者放疗或手术前后；

⑧ 重症胰腺炎、胰腺囊肿、胃排空障碍者。

3. 禁忌证

（1）绝对禁忌证

① 任何不能行胃镜检查的疾病；

47

② 生存时间不超过数天或数周；

③ 操作中胃腔经充气后不能保证胃壁与腹壁紧密接触的患者；

④ 腹膜炎；

⑤ 严重而无法纠正的出凝血机制障碍者；

⑥ 胃底静脉曲张。

（2）相对禁忌证

① 大量腹水；

② 严重的低蛋白血症；

③ 食管不全梗阻；

④ 胃壁肿瘤或受肿瘤侵犯；

⑤ 心肺功能衰竭；

⑥ 胃次全切除术后。

4. 换药流程

（1）打开垫片 首先固定 PEG/J 管，打开外垫片。	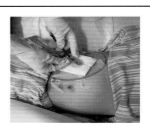
（2）暴露伤口 轻轻撕开纱布，完全暴露需要换药的伤口。	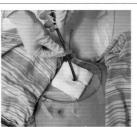

（3）观察 在清洁切口或更换敷料时要观察切口周围皮肤有无红肿，敷料上引流物的情况，置管处有无渗漏等。	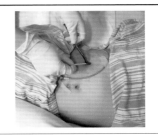
（4）消毒 使用碘伏棉球消毒，从管口开始至管口周围 5 cm 处，将需要进入窦道口的管壁进行消毒（长度 2 cm），每次更换一个棉球。	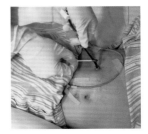
（5）旋转 PEG/J 管 顺时针将管道旋转 180° 后回归原位，再逆时针将管道旋转 180° 后回归原位。	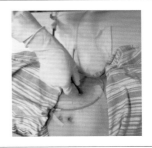
（6）进出 PEG/J 管 转动固定栓和导管以预防皮肤损伤，同时轻轻将导管推进再拉出 1～2 cm，移动导管是为了防止包埋综合征（详见意外处理），在 PEG/J 管外卡口和腹壁间留 0.5 cm 的距离，减少内垫片对胃黏膜的压力。	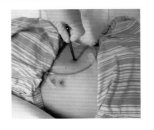
（7）固定 妥善固定导管，避免管道晃动引起疼痛或皮肤破损。	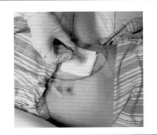

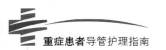

5. 固定方法

高举平台法

取抗过敏透气弹性胶布，按胶布背面刻度剪出 12 cm×4 cm 和 10 cm×3 cm 胶布 2 块。调整好 PEG/J 导管的松紧度，将固定卡锁住，在离开导管口 5 cm 处下方皮肤横向贴一条 12 cm×4 cm 的胶布，再将导管置于胶布表面中央，用另一条 10 cm×3 cm 固定于导管之上，两条胶布方向相同，将导管粘牢，并在导管下方将胶布对粘约 0.5 cm，后再将两边粘贴于原先的 12 cm×4 cm 的胶布上，胶布被污染、卷边、松脱者，应随时更换（图 2.9）。

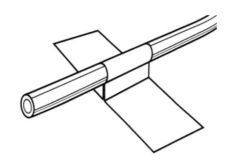

图 2.9　高举平台法固定

6. 日常护理

① 术后应每天消毒造口处，观察造口周围皮肤有无发红或肿胀。

② 造瘘管固定松紧要适宜，过紧会导致胃壁、腹壁缺血坏死或造瘘管脱出，过松会引起管旁外渗致伤口感染，以不松动且刚好能转动为佳。

③ 伤口完全愈合后，周围皮肤可用肥皂水清洗，并需彻底冲洗干净，注意保持干燥。

④ 定时冲管，保持清洁与通畅，防止堵管。

⑤ 不要移走蓝色的安全夹：它表明了腹壁固定垫片的正确位置，保证其在护理完导管后能在原先的位置。

⑥ 垫片固定时不宜过紧，防止"包埋综合征"的发生。

主要预防措施：

a. 固定垫片时不宜过紧，过紧时会导致胃壁内层细胞将胃内留置的内固定盘片"包埋"掉，这种现象称为"包埋综合征"；

b. 每次换药时转动管道，将管路顺时针和逆时针各旋转180°，再回归原位，其次推进和提拉管路，推进去多少再提出来多少，原则上以手提不动为止；

c. 让皮肤和造口管保持干燥。

⑦ 监测造口管的位置，每班护士至少检查一次。

7．意外处理

① 导管滑脱：于2周内脱落瘘道未形成者，需行手术置管，2周后脱落者可从原瘘道置管。

② 切口渗漏或感染：局部换药，保持切口清洁、干燥，使用抗生素，并且切开引流。

③ 导管移位：内镜下再次放置。

④ 导管堵塞：温开水反复冲洗，5%碳酸氢钠溶液反复抽吸、浸泡。

⑤ 导管断裂：内镜下予以更换。

⑥ 包埋综合征：为避免包埋综合征的发生，建议在外卡口和腹壁间留有0.5 cm的距离，以减少内垫片对胃黏膜的压力，对于包埋综合征，予以手术治疗。

⑦ 胃肠道出血：可通过接紧造瘘管或内镜下处理。

⑧ 造瘘管漏：由于造瘘口大于瘘管，或因造瘘管移位，胃内容物及灌入营养液沿管周漏出（外漏），应更换大号造瘘管止漏；若漏入腹腔内（内漏），应手术处理。

⑨ 吸入性肺炎：应积极给予抗感染治疗，并且逐渐增加营养液的输入量，抬高床头，加快胃排空，服用胃肠动力药或将造瘘管头端放入空肠。

三、三腔二囊管

51

1．概念

三腔二囊管常用于门静脉高压引起的食管－胃底静脉曲张破裂大出血时止血，是利用气囊压迫胃底和食管静脉出血处，以达到压迫止血目的的一种治疗措施。三腔二囊管是由三腔管、胃气囊和食管气囊构成。

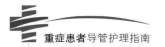

2. 适应证

① 门脉高压食管 - 胃底静脉曲张破裂出血者；

② 经输血、补液、应用止血药物难以控制的出血；

③ 不具备紧急手术条件的出血患者；

④ 手术后、内镜下注射硬化剂或套扎术后再出血，一般止血治疗无效者。

3. 禁忌证

① 冠心病、高血压及心功能不全者；

② 患者意识不清，不能完全配合的插管者；

③ 咽喉食管肿瘤病变或曾经手术者。

4. 置管流程

（1）物品准备 三腔二囊管 1 根、治疗盘、治疗碗、血管钳、镊子、血压计、听诊器、50 ml 注射器、弹簧夹、纱布、胶布、棉签、液体石蜡、弯盘、胃肠减压器、滑车牵引装置、牵引架、滑轮、牵引绳。	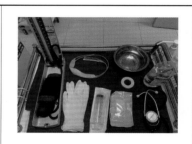
（2）检查三腔二囊管的性能	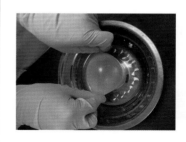

（3）病人取平卧位或半卧位，清洁鼻腔	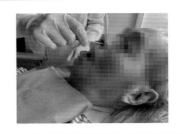
（4）抽尽气囊内的空气 用液状石蜡润滑前端及气囊外面，由鼻腔缓慢插入，至咽部时嘱患者做吞咽动作及深呼吸，直至插入50～60 cm，抽出胃内容物标明头端已到达胃部。	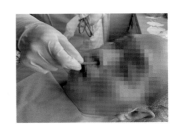
（5）向胃气囊充气 向胃气囊充气150～200 ml，至囊内压力50 mmHg，用血管钳夹住管口，向外提拉导管，感觉管道不能再被拉出并有轻度弹力时，利用滑车装置在管道末端悬以0.5 kg重物做牵拉压迫，抬高床脚，使牵引角度呈40°，牵引物离地面约30 cm，并用胶布将管道固定在面颊部。	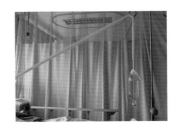
（6）抽取胃液观察止血效果 若仍有出血，遵医嘱向食管气囊充气100～150 ml，至囊内压力约40 mmHg，夹住食管气囊开口。将胃管开口接于胃肠减压器上，以观察出血情况。	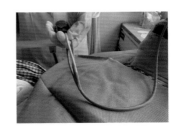

53

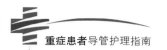

5. 固定方法

胃囊注入气体约 200 ml 时，止血钳封闭管口，并向外缓慢牵拉，与水平面一般呈 40°，感觉到一定弹性阻力后用乒乓球外固定于鼻翼。

6. 日常护理

① 注意观察患者生命体征及意识变化。

② 观察引流液的量、性质、颜色。

③ 每日做好口腔护理。

④ 每 4 h 测定气囊压力，检查气囊有无漏气。

⑤ 胃内注入药物后用冷开水 10 ～ 20 ml 冲管，夹闭胃管 30 ～ 60 min。

⑥ 插管 12 h 后如无再出血，可放松牵引，若仍有出血，可延长至 24 h。

⑦ 三腔二囊管每 12 h 放气 10 ～ 20 min，气囊放气后胃管再次引出血性液体，提示仍有活动性出血，需重新牵引，若 48 h 后，胃管内仍有新鲜血液，说明压迫止血无效，应做好紧急手术的准备。

⑧ 观察胃气囊和食管气囊的位置，若病人感胸骨下不适，出现恶心或频发期前收缩，应考虑是否有胃气囊进入食管下端挤压心脏的可能，给予适当调整。

⑨ 妥善固定导管，胃囊注入气体约 200 ml 时，止血钳封闭管口，并向外缓慢牵拉，一般与水平面呈 40°，感觉一定弹性阻力后用乒乓球外固定于鼻翼。

⑩ 保持通畅，胃腔外接负压引流瓶，按需挤压，保持负压效果。

⑪ 注意保暖，但不宜使用热水袋。

⑫ 减少陪护，减少不良刺激。

7. 意外处理

（1）三腔二囊管脱出

【原　　因】① 由于面颊部汗腺分泌多使面部胶布松脱；

　　　　　　② 病人烦躁，不自主拔管。

【护理措施】① 加强巡视，检查管道固定情况，若有胶布松脱及时更换；

　　　　　　② 妥善固定三腔二囊管，乒乓球外固定法可减少滑脱；

　　　　　　③ 对有可能不自主拔管的患者应给予适当的约束，对有躁动或谵妄的患者，和医生沟通给予药物镇静；

④ 了解患者感受，做好宣教。

（2）胃囊滑脱

【原　　因】胃囊内气体不足。

【护理措施】① 定时检查气囊内气体或压力是否充足；

② 极度呼吸困难、烦躁不安甚至窒息时，立即抽出囊内气体或剪断三腔二囊管自动排出气体。

（3）胸骨后不适、心律失常

【原　　因】① 三腔二囊管的固定标志向外移动；

② 食管囊内的压力过高。

【护理措施】① 妥善固定三腔二囊管，定时巡视；

② 可释放食管囊气体，如不见改善，应将胃囊退入胃腔后放气，必要时可重新充气压迫。

（4）窒息

【原　　因】提拉不慎，病人呕吐将气囊呕出。

【护理措施】立即解除牵引，将气囊口放开，或剪断三腔二囊管放出气体。

四、小肠减压管

1. 概念

小肠减压管材料为纯硅胶，含有三腔二囊结构，长度为 3 m，并匹配有 3.5 m 的导丝一根。导管前端为不锈钢前导子，呈念珠状，可以通过幽门，并在肠蠕动下前进，X 线下可显影。前、后气囊分别用蒸馏水和空气充盈后推进到梗阻部位，两气囊中间的导管带有侧孔，以备减压或造影使用。尾端则有用于减压、补气及前后气囊的接口。

55

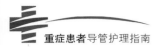
2. 适应证

① 急性、单纯性小肠梗阻；

② 小肠造影；

③ 作为肠粘连松解、肠排列支架管的使用。

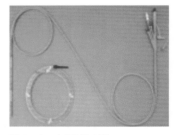

图 2.10　小肠减压管

3. 禁忌证

① 急性小肠梗阻合并肠绞窄、肠坏死；

② 肠系膜血栓形成等有血运障碍者；

③ 食管狭窄、幽门狭窄患者。

4. 置管方法

内镜下放置小肠减压管：患者取左侧卧位，在内镜下将小肠减压管置入屈氏韧带下方的近端空肠，置管后经球囊注水管注入注射用水 15 ml，拔出导丝并退镜，导管外端不固定，导管吸引口连接负压吸引装置。

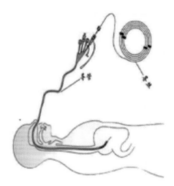

图 2.11　小肠减压管的放置

5. 日常护理要点

（1）导管固定 ① 导管前端未到达梗阻部位：采用高举平台法，在患者一侧脸颊或耳垂部用胶布固定，预留 10 ～ 20 cm 的长度，以利于导管随肠蠕动向下滑行，定时观察导管置入长度，及时更换胶布。 ② 导管前端到达梗阻部位：鼻翼处用胶布 "Y" 形固定，在脸颊处用胶布高举平台法二次固定。	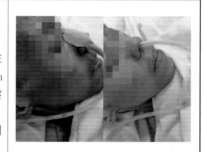

（2）减压护理

小肠减压管置入后，负压吸引压力保持在1.47～2.45 kPa，防止压力过大使肠黏膜堵塞小肠减压管侧孔引起肠坏死。告知患者活动时需要注意保护减压管，避免导管扭曲、打折，保持引流通畅，并记录引流液的颜色、性状、量。

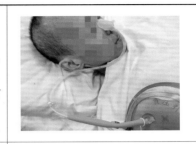

（3）鼻咽护理

保持鼻部清洁，可用盐水棉球擦拭，并经常轻轻移动，以避免长时间压迫鼻腔和食管发生溃疡。每天给予2次雾化吸入，以减轻咽喉部不适，同时可防止肺部感染。

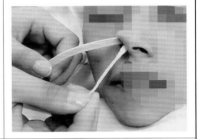

（4）拔管护理

肠梗阻解除后，需要在拔管前1～2 h内口服液状石蜡油100～150 ml，抽出前球囊内的蒸馏水，采用间歇性拔管，轻轻缓慢拔出，避免用力牵拉。

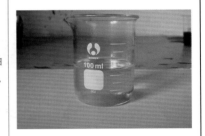

（5）中转手术指征

① 保守治疗效果不明显，患者骤然出现腹痛加剧、剧烈呕吐、肠鸣音消失、腹部有隆起的包块且压痛明显、腹膜刺激等；

② 体温升高、血压骤降、脉率加快等休克症状；

③ 呕吐物或排泄物出现血性，腹腔内突然出现积液且穿刺为血性者；

④ 非手术治疗始终不能改善症状且反复发作者也应考虑采取手术治疗。

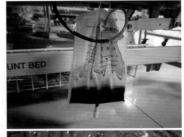

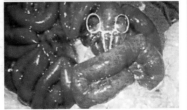

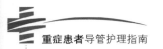

6. 意外处理

（1）气囊破裂

【原　　因】① 置管过程中损伤气囊；

② 注水量过多；

③ 前囊扩张时注入造影剂或其他易引起凝固的物质；

④ 患者自己拔出给导管造成的急剧负担。

【处理措施】如导管无脱落退出，在正常引流的情况下，可继续使用，否则拔出导管，重新置管。

（2）堵塞

【原　　因】肠管内容物成分的附着或造影剂等引起的堵塞。

【处理措施】经常检查导管是否打折、堵塞，以保证有效引流；排液不畅时，可注入 30 ～ 50 ml 等渗盐水或蒸馏水冲洗导管。

（3）非计划性拔管

【原　　因】① 固定欠妥；

② 患者自主拔除。

【处理措施】向患者讲解导管的自我护理方法，床上翻身时勿用力过猛；意识不清、烦躁的患者可给予适当约束；对于拔除者可根据病情考虑是否需要重新置管。

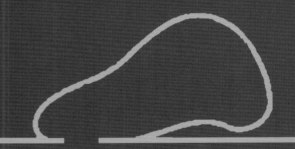

第三章 呼吸道导管

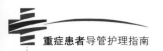

一、口咽通气管

1. 概念

口咽通气管又称简易人工气道，是指经口使用口咽通气管插入口腔，将舌根与咽后壁分开，使下咽部到达声门，建立人工气道的方法，是保持气道通畅的一种简单、快捷的通气装置。可解除上呼吸道阻塞，减少气流阻力，利于上呼吸道吸引，改善患者氧合。

2. 适应证

① 鼻咽部呼吸阻塞；

② 舌后坠造成的不完全呼吸道梗阻患者，呼吸困难通过鼻导管进行氧气吸入者；

③ 咳痰无力、分泌物多、未行气管插管的患者，需经上呼吸道进行吸引者，防止反复经鼻腔吸引易引起鼻腔黏膜破损；

④ 缺乏咳嗽或咽反射的昏迷患者；

⑤ 有自主呼吸而舌后坠致呼吸道梗阻的昏迷患者；

⑥ 气道分泌物增多且需行吸引的患者；

⑦ 癫痫发作或抽搐需保护舌、牙齿免损伤的昏迷患者；

⑧ 气管插管时取代牙垫作用。

3. 禁忌证

① 清醒和浅麻醉患者不易耐受；

② 食管静脉曲张；

③ 上消化道出血；

④ 食管、贲门狭窄或梗阻；

⑤ 心力衰竭和重度高血压患者；

⑥ 吞食腐蚀性药物、有出血倾向的患者；

⑦ 牙关紧闭、严重口周损伤等。

4.　置管流程

（1）用物准备 治疗车、无菌治疗盘、口咽通气管、液状石蜡、听诊器、医嘱本、吸痰包（内盛灭菌注射用水）、无菌镊子2把、开口器、无菌纱布数块、一次性吸痰管、一次性无菌手套、棉签、吸痰装置、手电筒、医疗垃圾桶、生活垃圾桶、免洗洗手液。	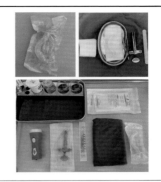
（2）评估患者、摆体位 评估患者病情、治疗情况、肺部症状、呼吸及血氧情况，口腔黏膜是否完整，有无口腔手术史，患者凝血功能状况，病人心理状态与合作程度； 放平床头，协助患者取平卧位，头后仰，使上呼吸道三轴线（口、咽、喉）尽量走向一致，清洁口腔内分泌物。	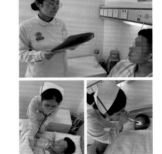
（3）选择合适的口咽通气管并置管 用浸润液状石蜡的纱布充分润滑口咽通气管外壁，开口器从一侧口角打开。置管方法分为两种：一种为直接放置，将通气管的咽弯曲沿舌面顺势送至上咽部，将舌根与口咽后壁分开；另一种为反向插入法：把口咽管的咽弯曲部分向腭部插入口腔，当其内口接近口咽后壁时（已通过腭垂），即将其旋转180°，借患者吸气时顺势向下推送，弯曲部分下面压住舌根，弯曲部分上面抵住口咽后壁。	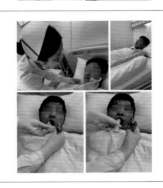
（4）固定口咽通气管 用10 cm×12 cm透明敷料固定口咽通气管周围或用胶布制成长方形，中间留有和口咽通气管大小合适的孔，形成"回"字形固定。	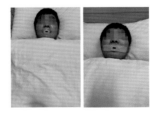

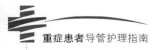

5. 日常护理

① 加强口腔护理，每 4 h 一次漱口或口腔湿润，每天 2 次口腔清洁，每日一次全面口腔评估，注意检查分泌物。

② 保持口咽通气管在位通畅，操作过程要注意观察患者的呼吸情况。

③ 口腔周围皮肤护理：保持口腔周围皮肤清洁干燥，有皮肤破损者可涂金霉素眼膏，预防局部皮肤感染。

④ 患者取去枕平卧位或头偏一侧，稍后仰，保持气道有一定的弧度，从而扩大咽腔，有利于通气。

⑤ 妥善固定通气管，防止脱落，出汗多或胶布被分泌物污染时，应及时更换胶布，重新固定。

⑥ 密切观察患者呼吸、心率、血压、血氧饱和度等的变化。

⑦ 拔除口咽通气管时机：24 h 后更换，要掌握好使用口咽通气管的时机，待患者吞咽反射恢复、通气良好、呼之睁眼、有指令张口动作可以考虑拔管，以免诱发频繁的吞咽、咳嗽反射，减少感染的机会。

6. 意外处理

① 管道移位和脱出：保持呼吸道通畅，监测呼吸和脉氧，及时吸氧。

② 堵塞：及时清理分泌物，监测生命体征，保持呼吸道通畅，必要时重新置入。

③ 定期检查患者口腔，查看有无舌后坠、分泌物较多的情况。

二、鼻咽通气管

1. 概念

鼻咽通气管又称简易人工气道，是指经鼻使用鼻咽通气管插入鼻腔，保持气道通畅的一种简单、快捷的通气装置，可解除鼻咽部上呼吸道阻塞，减少气流阻力，利于上呼吸道分泌物吸引，改善患者氧合。

2. 适应证

① 下颌很紧，置入经口人工气道有困难的患者；

② 鼻咽部呼吸阻塞者；

③ 舌后坠造成不完全呼吸道梗阻者，呼吸困难通过鼻导管进行氧气吸入者；

④ 咳痰无力、分泌物多未行气管插管的患者；

⑤ 缺乏咳嗽或咽反射的昏迷患者；

⑥ 有自主呼吸而舌后坠致呼吸道梗阻的昏迷患者；

⑦ 气道分泌物增多需行吸引的患者。

3. 禁忌证

① 清醒和浅麻醉患者不易耐受；

② 鼻腔阻塞者；

③ 心力衰竭和重度高血压患者；

④ 鼻气道阻塞、鼻息肉、鼻腔出血或有出血倾向、鼻外伤、鼻腔畸形、鼻腔炎症者；

⑤ 颅底骨折、脑脊液耳鼻漏的患者。

4. 置管流程

（1）用物准备 治疗车、无菌治疗盘、鼻咽通气管（根据病人选择型号）、石蜡油、听诊器、医嘱本、吸痰包（内盛灭菌注射用水）、无菌镊子2把、无菌纱布数块、一次性吸痰管、一次性无菌手套、棉签、吸痰装置、手电筒、医疗垃圾桶、生活垃圾桶、免洗洗手液。	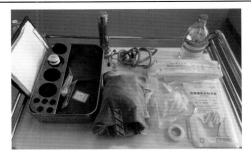 物品准备 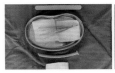 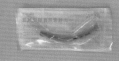 吸痰包　　　　型号为 ID6.0 ~ 8.0 mm

（2）评估患者 评估患者病情、治疗情况、肺部症状、呼吸及血氧情况，鼻腔黏膜是否完整，无创机械通气情况，有无鼻咽部或颅脑手术史，患者凝血功能、心理状态与合作程度。	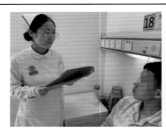 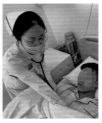 核对，解释、告知使用的目的 肺部听诊 并取得患者及家属的配合 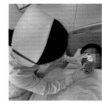 查看鼻腔
（3）核对、摆体位 携用物至床边，再次核对，洗手；翻身叩背，摆体位；询问及查看鼻腔通畅情况，润滑鼻腔。	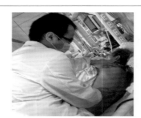 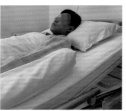 翻身叩背 摆体位，抬高床头 40° 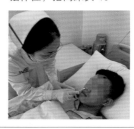 棉签蘸液状石蜡润滑鼻腔
（4）置鼻咽通气管 测量插入长度（同侧鼻翼至耳垂），用浸润液状石蜡的纱布充分润滑鼻咽通气管外壁，将鼻咽通气管弯度向下、弧度朝上、内缘口向下沿垂直鼻面部方向缓缓插入鼻腔至管的外口缘，调节氧气，接吸氧管，将吸氧管固定于一侧鼻腔吸氧。	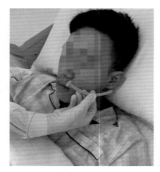 测量插入长度

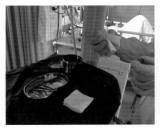

用液状石蜡纱布充分润滑鼻咽通气管外壁

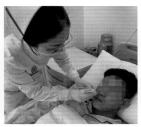

弧度朝上内缘口向下

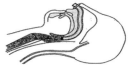

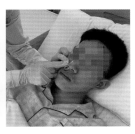

用胶布妥善固定于鼻翼侧部，或将系带绕颈后一周，在颈后侧面活结固定，将吸氧管固定于一侧鼻腔吸氧

【注意事项】

① 鼻咽通气管仅适用因舌后坠导致的上呼吸道阻塞，此时需注意观察凝血功能障碍者的鼻咽出血。

② 鼻面部损伤者禁止使用，防止经骨折的筛状板错位进入颅腔的危险。

③ 鼻咽通气管留置时间≤7天。

④ 保持鼻咽通气管通畅，每日做好鼻腔护理。鼻腔与鼻咽通气管间涂液状石蜡，及时清洁鼻腔分泌物。

⑤ 做好气道湿化，防止鼻黏膜干燥出血。

⑥ 防止鼻腔黏膜压伤，一般一侧留置1～2天，更换至另一侧鼻腔插入。

⑦ 鼻咽通气管使用时要注意做好痰液吸引和氧气改善效果的评价。

⑧ 置管时切忌暴力，如果用中等力度不能将鼻咽通气管置入，应更换一根较细的鼻咽通气管，并且需用棉棒扩张鼻道，也可在另一鼻腔试插。

5. 日常护理

① 定时湿化鼻腔，加强口腔护理，每4h一次漱口或口腔湿润，每天2次口腔清洁，每日一次全面口腔评估，注意观察有无鼻窦炎的迹象。

② 保持鼻咽通气管在位通畅，操作过程要注意观察病人的呼吸情况。

③ 患者鼻腔周围皮肤护理：保持口鼻腔周围皮肤清洁干燥，每日用生理盐

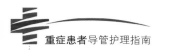

水轻轻擦拭皮肤 2 ～ 3 次，有皮肤破损者可涂金霉素眼膏，预防局部皮肤感染。

④ 患者去枕平卧中立位或头偏一侧，稍后仰，保持气道有一定的弧度，从而扩大咽腔，有利于通气。

⑤ 监测患者的呼吸、心率、血压、心电图和血氧饱和度等的变化。

⑥ 拔除鼻咽通气管时机：气道阻塞致死常发生在拔管后，故拔管后至完全清醒的一段时间内要掌握好使用鼻咽通气管的时机，待患者吞咽反射恢复、自发呼吸已足够、通气良好、呼之睁眼、有指令张口动作可以考虑拔管，以免诱发频繁的吞咽、咳嗽反射，减少感染的机会，拔管前护士应准备好吸引器及吸痰管，拔除鼻咽通气管后，应清除鼻腔内异物并另备鼻咽通气管，以防再次插管。需长时间使用者，拔除清洗，从另一侧鼻腔插入。

6. 意外处理

① 管道移位和脱出：保持患者呼吸道通畅，监测呼吸和血氧饱合度，及时吸氧。

② 堵塞：及时清理分泌物，监测生命体征，保持呼吸道通畅，必要时重新置入。

③ 鼻咽部出血：停止吸引，缓慢取出鼻咽通气管，嘱患者头部抬高，并用棉签蘸少量肾上腺素涂抹于出血侧鼻腔。

三、气管插管导管

1. 概念

气管插管是指将一特制的气管内导管经声门置入气管的技术，这一技术能为气道通畅、通气供氧、呼吸道吸引和防止误吸等提供最佳条件。气管插管术是急救工作中常用的重要抢救技术，是呼吸道管理中应用最广泛、最有效、最快捷的手段之一，是医务人员必须熟练掌握的基本技能，对抢救患者生命、降低病死率起到至关重要的作用。气管插管所建立的人工气道，成为患者身上最重要的一条"生命线"。

2. 适应证

① 患者自主呼吸突然停止，或呼吸微弱、意识障碍、血流动力学不稳定；

② 不能满足机体通气和氧供需要、严重酸中毒、严重呼吸肌疲劳者；

③ 不能自主清除上呼吸道分泌物、胃内容物反流或出血随时有误吸者；

④ 存在上呼吸道损伤、狭窄、阻塞、气管食管瘘等影响正常通气者；

⑤ 急性呼吸衰竭者；

⑥ 中枢性或周围性呼吸衰竭者。

3. 禁忌证

① 无绝对禁忌证，但有喉头急性炎症者，由于插管可使炎症扩散，故应谨慎；

② 喉头严重水肿者，不宜行经喉人工气道术，严重凝血功能障碍，宜待凝血功能纠正后进行；

③ 巨大动脉瘤，尤其位于主动脉弓部位的主动脉瘤，插管有可能使动脉瘤破裂，宜慎重，如需插管，则操作要轻柔、熟练，患者要安静，避免咳嗽和躁动；

④ 如果有鼻息肉、鼻咽部血管瘤，不宜行经鼻气管插管。

4. 固定方法

（1）"T"字形法

取抗过敏透气胶布，按胶布背面刻度剪出 25 cm×4 cm 胶布 1 块，沿纵向从两边正中分别向中间各剪 11 cm，中间留 3 cm，固定时一横条固定于患者鼻唇之间，下横条分别顺时针和逆时针包绕气管插管和牙垫（图 3.1，图 3.2）。

（2）交叉蝶形胶布固定法

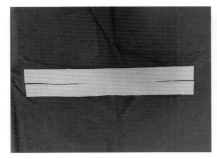

图 3.1　"T"字形法胶布

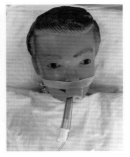

图 3.2　"T"字形法固定

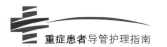
使用两根长短相等透气胶布（2 cm×35 cm）从两侧口角处蝶形交叉固定气管插管。步骤：取第一根胶布沿右侧面颊部粘起，经口角缠绕气管插管与牙垫2周，最后从另一口角粘于对侧面颊部；余一胶布采取沿下颌角起缠绕方法同第一根胶布，最后固定于对侧下颌角（图3.3～图3.5）。

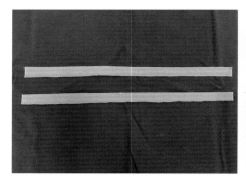
图3.3　交叉蝶形法胶布

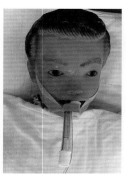
图3.4　交叉蝶形法固定
（第一根胶布）

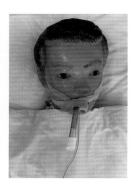
图3.5　交叉蝶形法固定
（另一根胶布）

（3）胶布缠绕螺旋固定法

取抗过敏透气胶布，按背面刻度剪出2.5 cm×20 cm的胶布两根，沿两根胶布纵向中点剪至12 cm处，气管插管完毕后，取一条胶布，将未剪开的8 cm贴于一侧面颊，已剪开的上条固定于鼻唇之间并延伸到对侧面颊，将胶布下侧的一端沿嘴角刻度处固定插管，并沿此刻度顺时针或逆时针环绕固定包绕气管插管和牙垫，另一条用同样方法从对侧面颊开始顺时针或逆时针沿插管根部环绕（图3.6～图3.8所示）。

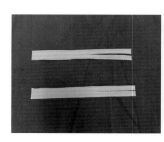
图3.6　胶布缠绕螺旋法胶布

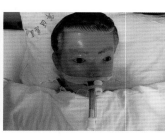
图3.7　胶布缠绕螺旋固定法
（第一根胶布）

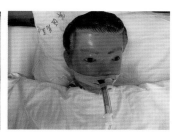
图3.8　胶布缠绕螺旋固定法
（第二根胶布）

（4）气管插管固定器固定法

将气管插管从固定器开口处穿过，调整好插管深度后，从侧面拧紧扣锁螺母，固定带绕颈部一周后以尼龙搭扣扣紧（图3.9，图3.10）。

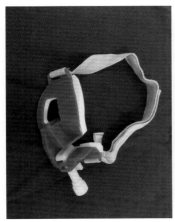

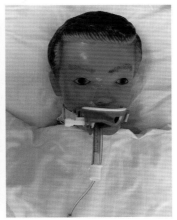

图3.9　气管插管固定器　　　图3.10　气管插管固定器固定法

5. 日常护理

（1）观察要点

① 严密观察患者生命体征、神志、瞳孔、SPO_2 变化。

② 注意观察导管插入的深度。

③ 观察气管分泌物的性质、颜色。

④ 拔管后的观察：a. 严密观察患者病情变化，监测心率、血压、血氧饱和度，观察呼吸道是否通畅，呼吸交换量是否足够，皮肤黏膜色泽是否红润，同时遵医嘱行血气分析；b. 观察有无喉头水肿、黏膜损伤等情况，发现异常及时通知医生处理。

（2）护理要点

① 仪表要求：工作人员在护理患者时要严格无菌操作，洗手，戴口罩、手套。

② 环境要求：病室空气新鲜，定时通风，保持室温 22 ～ 24℃左右，相对湿度 50% ～ 60%。

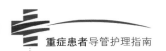

③ 有效约束：约束松紧适宜，能放入一指为宜。定时观察患者局部皮肤情况，每2 h放松并检查约束带情况。躁动剧烈者约束四肢同时加用胸肩部约束带，防止体位下移。有气管插管及其他重要管道的患者加约束手套，防拔管。

④ 提高医护人员责任心：加强护士对风险防范的重视程度，充分认识到气管插管患者意外拔管可能导致病情加重甚至死亡。护士自身应增强责任心和使命感。加强巡视和观察，及时发现患者拔管倾向并加以预防。对清醒带管者，加强心理护理，及时有效使用工具沟通，了解并解决病人需求。

⑤ 保持气管插管通畅，及时有效的进行气管内吸痰，1～2 h吸痰一次，以免时间过长使痰液结痂造成堵塞，若痰液黏稠不易吸出时，给予翻身叩背，使用排痰仪，以利痰液被吸出。严格无菌操作，防止感染。吸痰深度以吸痰管到达管内口为宜，过深易损伤气道黏膜，过浅则达不到吸痰的目的。吸痰管使用一次换一根，顺序为气道、口腔、鼻腔；吸痰前后应充分给氧，一次吸痰时间不超过15 s，吸痰过程中出现气管痉挛、发绀、躁动不安等情况应停止吸痰，立即通知医生处理。

⑥ 气管插管导管护理，导管全长32 cm，插管深度距门齿22～26 cm，导管外露长度6～10 cm。若导管外露过长，提示导管脱出。剧烈呛咳易导致导管滑出，应立即松开气囊活塞，将导管送回原位，待气囊充好气后再塞上活塞，重新固定。故应减少或避免刺激患者剧烈咳嗽的因素，如吸痰时插管不宜过深，导管内滴药不宜过多、过快等。

⑦ 气道湿化：人工气道建立后，上呼吸道的湿化、温化功能缺失，易导致痰液潴留、结痂等并发症，应加强气道湿化。

⑧ 加强心理护理：机械通气患者由于病情危重、语言交流障碍以及无亲属陪伴等诸多原因，普遍存在一些心理问题，如紧张、恐惧、孤独无助、急躁、忧虑、抑郁、绝望等，这些心理问题会严重影响患者对气管插管的耐受与配合。因此，应及时向患者宣教插管的目的、意义及暂时性，帮助患者树立战胜疾病的信心，同时教会患者进行有效沟通的方法，如使用头势语言、手势语言、卡片语言及文字语言等，使其能与医护人员及时交流，积极配合治疗。

6. 意外处理

（1）插管移位、插管过深

气管导管进入一侧支气管或食管，抢救时或护理时气管导管下移引起移位。因此，气管插管后，要固定牢固，记录导管深度，密切观察患者意识、血氧饱和度变化，听诊双侧肺部呼吸音是否对称。如患者意识异常、血氧饱和度下降、听诊双肺部呼吸音不对称，怀疑单肺通气，X 线胸片是较可靠辅助诊断方法，一旦确立，应迅速清理呼吸道，协助医生调整气管导管位置，排除肺通气危害。故移动患者、翻身、吸痰时，要保持导管正常位置，操作完毕要仔细检查导管长度，有异常时要查明原因。

（2）导管阻塞

大部分导管阻塞是由分泌物、痰或异物引起的；气管导管折屈、压扁、导管斜口贴于气管壁，可引起阻塞；气囊过松，盖住部分斜口引起阻塞；俯卧位头扭曲使导管斜口贴于气管壁；衔接管过细，相当于导管部分阻塞。因此严密观察患者呼吸及情绪、血氧饱和度变化，有呼吸减弱、烦躁、血氧饱和度下降等反常现象时，应立即吸痰，包括口腔及导管内痰液。吸痰时应注意导管是否通畅、导管是否移位，发现异常及时汇报。

（3）误吸、肺部感染

对于危重患者，误吸是普通存在的现象，误吸发生率 15％～80％，机械通气患者即使保持适当的气囊内压，误吸也有可能发生。因此，定植在机械通气患者口咽部的细菌通过误吸进入肺，如肺部防御机制较弱，不能消除病原菌，则细菌在肺内定植引起感染，因此，做好经口气管插管患者的口腔护理具有特别重要的意义。临床上采用一、二、四口腔护理，气管插管雾化和湿化护理，可明显降低肺部感染的发生率。

（4）喉痉挛

喉痉挛多为拔管刺激引起，一般用面罩吸氧即可缓解，严重者酌情应用肌松药，必要时通知医生急行环甲膜穿刺或气管切开。

（5）声音嘶哑、咽喉疼痛

声音嘶哑、咽喉疼痛是气管插管最常见的并发症，发生率可达 5.7％～40.0％，轻者 24～72 h 可自愈，重者可用皮质激素雾化吸入，2 次／日，减轻气道损伤所致的炎症性水肿，但是对于颈部血肿等机械性梗阻无效。

71

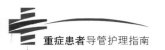

（6）气囊破裂

多因患者躁动、插管移位、气囊气体过多、气囊质量差引起。

（7）意外拔管

自行拔管或插管脱落多因患者躁动或气管插管偏浅所致。患者病情较轻，自主呼吸均匀、血氧饱和度大于90%，给予面罩吸氧或间断加压给氧，同时密切观察血压、血氧饱和度、意识变化，尽量避免二次插管。

（8）口臭、口腔溃疡

经口气管插管患者无法进食，机体抵抗力下降，口腔自洁作用减弱，加上分泌物堆积于口腔，容易产生硫氨基和氡类物质等，从而引起口臭、口腔溃疡。因此，应规范经口气管插管后气道护理流程、湿化、吸痰、冲洗法口腔护理。

四、气管切开导管

1. 概念

气管切开术是通过手术方法将气管切开，插入气管套管以形成人工气道，解决呼吸困难或窒息的一种技术，一般在床旁即可进行。

2. 适应证

① 对可能出现呼吸道梗阻或下呼吸道分泌物阻塞的疾病，气管切开做为辅助治疗方法。

② 神经系统病，由于病变侵及呼吸中枢，使呼吸反射障碍而出现呼吸困难，如传染性多发性神经炎、延髓型脊髓灰质炎、重症肌无力、脑血管疾病等。

③ 各种原因的昏迷，如颅脑外伤、颅内肿瘤，气管切开术可防止或解除因咳嗽机能及吞咽功能抑制及喉痉挛引起的呼吸道阻塞。

④ 某些头部手术后，为保持患者术后呼吸道通畅，术前可施行气管切开术。

⑤ 胸部或腹部大手术后，重病年老体弱患者，因咳嗽机制差，易致下呼吸道分泌物阻塞，早期气管切开可预防肺部并发症的发生。

⑥ 其他原因需行气管内麻醉手术，而不能经口鼻插管者。

⑦ 喉梗阻、下呼吸道分泌物阻塞者。

⑧ 某些下呼吸道异物，可经气管切开取出。

3. 禁忌证

无绝对禁忌证。

4. 固定方法

（1）口罩带＋减压贴固定法

将口罩带（宽约 0.8 cm）穿过一侧外套管固定孔绕颈后部（长度根据患者调试），再穿过另一固定孔，在颈侧打死结固定。将一张 10 cm×10 cm 减压贴平均剪成三份，宽度约 3.3 cm 粘贴于颈部，围绕颈部贴气切套管外一周（或用纱布）（如图 3.11，图 3.12 所示）。

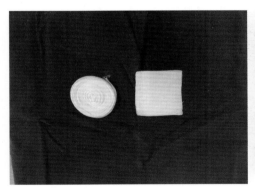

图 3.11　口罩带＋减压贴

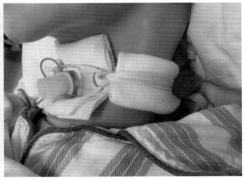

图 3.12　口罩带＋减压贴固定法

（2）口罩带＋橡胶止血带固定法

准备宽 0.8 cm 的口罩带、内径 0.5 cm 外径 0.7 cm 的橡胶止血带各一条，按以下方法进行裁剪，颈围宽度 - 套管固定板宽度＝橡胶止血带长度；橡胶止血带长度 +6 cm＝ 口罩带长度（如图 3.13，图 3.14 所示）。

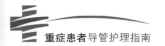
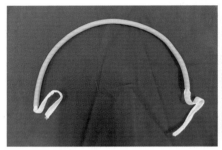

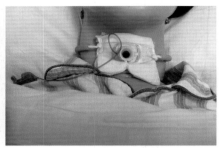

图 3.13　口罩带 + 橡胶止血带　　　　　图 3.14　口罩带 + 橡胶止血带固定法

5. 意外处理

　　发生意外拔管时，护士在呼叫医生同时，应立即采取积极有效的应对措施。如窦道已形成，立即辅助医生重新置入气管导管；如窦道未形成，应快速予血管钳撑开气道，吸痰、给氧，准备用物，配合医生重新置入导管，密切观察患者意识、呼吸频率、心率、SPO_2、皮肤黏膜颜色，并做好心理护理。认真书写护理记录，进行护理讨论，总结经验教训。

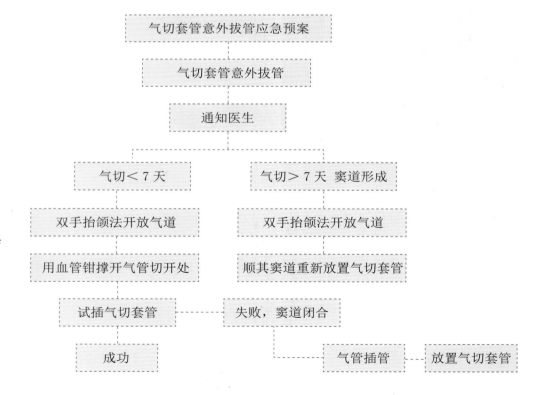

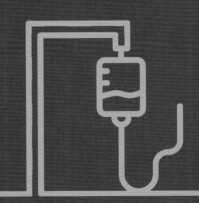

第四章　引流管

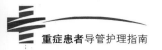
一、导尿管

1. 概念

双腔球囊导尿管是目前临床上采用率最高的一种导尿管，是由尿道插入膀胱以便引流尿液的管道，一个通道通球囊，注水或气体后球囊扩张，卡在膀胱出口防止尿管脱出，抽出囊内液体或气体则可拔除尿管；另一通道引流尿液。

2. 适应证

应用于排尿困难、各种疾病导致尿失禁、急危重症患者的尿量观察以及病情危重、昏迷不能自主移动的患者，可以保持会阴清洁，预防压疮。

3. 禁忌证

① 急性尿道炎；

② 急性前列腺炎，附睾炎；

③ 尿道损伤已完全断裂的患者；

④ 尿道狭窄，导尿管无法插入的患者。

4. 会阴护理

目的：

① 保持会阴部清洁，促进患者舒适；

② 预防留置导尿管相关性尿路感染。

会阴护理流程（以女性患者为例）：

（1）评估 评估环境（安静、整洁、舒适、安全）→携病历至病床→核对患者床号、姓名等→评估患者会阴处皮肤黏膜情况。	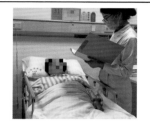
（2）准备 准备用物→洗手→戴口罩→在治疗室打开治疗盘→将无菌棉球分别放入两个换药盘内→将碘伏和生理盐水分别倒在两个换药盘的棉球上（严格无菌操作）。	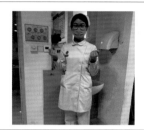
（3）核对 携用物至患者床旁→再次核对患者床号、姓名并解释操作目的→关窗，拉好床帘或用屏风遮挡患者，保护患者隐私。	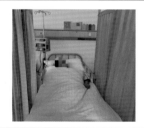
（4）卧位 松开床尾被→协助患者脱掉对侧裤子盖在近侧腿上→用浴巾盖在近侧腿上，被子盖于对侧腿上→将一次性治疗巾垫于患者臀下，协助患者将两腿分开并向外展，取截石位（操作中注意患者保暖，避免着凉）。	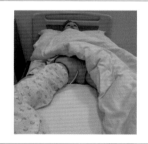
（5）清洁外阴 打开生理盐水棉球换药碗，将一弯盘放于患者两腿之间→戴好手套，右手持无菌镊子夹取生理盐水棉球消毒患者外阴，污染棉球放于弯盘之内。 消毒顺序：自上而下、由外向内（阴阜→对侧大腿内侧上 1/3→近侧大腿内侧上 1/3→对侧大阴唇→近侧大阴唇→对侧小阴唇→近侧小阴唇→肛门周围→肛门）。	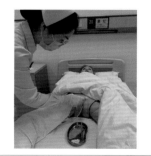

（6）再次消毒 打开碘伏棉球换药盘，将一弯盘放于患者两腿之间→右手持无菌镊子夹取碘伏棉球消毒患者外阴，污染棉球放于弯盘之内。 消毒顺序：自上而下、由内向外（尿道口→对侧大阴唇→近侧大阴唇→对侧小阴唇→近侧小阴唇→阴阜→对侧大腿内侧上 1/3→近侧大腿内侧上 1/3→肛门周围→肛门）。	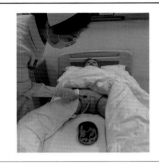
（7）整理记录 收拾用物，整理床单位，协助患者取舒适卧位，打开屏风，开窗→告知患者注意事项→消毒液消毒双手→推治疗车回治疗室→收拾用物（医疗垃圾、生活垃圾分类放置）→洗手→记录。	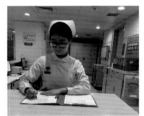

5. 固定方法

妥善固定尿管，减少尿管的移动或脱落，有效降低尿路感染的发生。要求：牢固、美观、舒适、清洁、通畅。

（1）高举平台法

取抗过敏透气弹性胶布，按胶布背面刻度剪出 12 cm×4 cm 和 10 cm×3 cm 胶布 2 块。调整好导尿管的松紧度，在离开导管口 8 cm 处下方皮肤横向贴一条 12 cm×4 cm 的胶布，再将导管置于胶布表面中央，用另一条 10 cm×3 cm 固定于导管之上，两条胶布方向相同，将导管粘牢，并在导管下方将胶布对粘约 0.5 cm，后再将两边粘贴于原先的 12 cm×4 cm 的胶布上，如胶布被污染、卷边、松脱随时更换（图 4.1，图 4.2）。

（2）系绳法

选择 10 cm×7 cm 的透气型宽胶布，然后横向对折，在两边各 3 cm 处剪开 0.5 cm，调整好导尿管的松紧度，在离尿道口 8 cm 处下方皮肤横向粘贴，取一长约 10 cm 的线穿过剪开处，注意勿过紧过松，在导管前端分叉处系紧（图 4.3，图 4.4）。

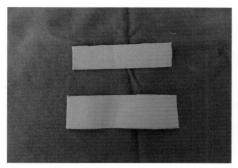

图 4.1　高举平台法胶布

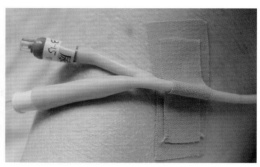

图 4.2　高举平台法固定

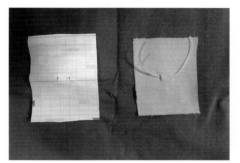

图 4.3　系绳法胶布

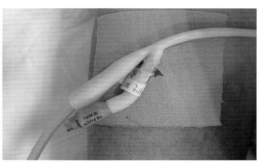

图 4.4　系绳法固定

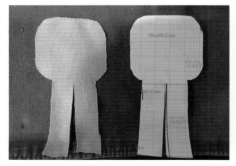

图 4.5　分叉交织法胶布

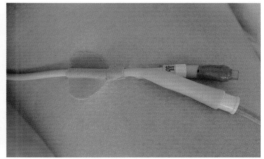

图 4.6　分叉交织法固定

（3）分叉交织法

取抗过敏透气弹性胶布，按胶布背面刻度剪出 10 cm×5 cm 胶布 1 块，将胶布从一端两侧各剪去开 1 cm×5 cm，一端保留 5 cm×5 cm，调整好导尿管的松紧度，在离开导管口 8 cm 处贴于病人腿上，将一端剪开的一条顺时针螺旋形缠绕在导尿管上，再将另一条胶布逆时针螺旋形缠绕（图 4.5，图 4.6）。

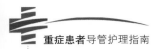

6. 日常护理

（1）缩短导尿管留置时间

留置导尿管是常见的诊疗措施之一，据调查，美国有12%～16%的住院患者曾留置导尿管，而导尿管留置每增加1 d，导尿管相关尿路感染（CAUTI）的风险会增加3%～7%，当留置时间超过30 d，菌尿症的发生率将达到100%，所以缩短留置导尿管时间，在条件允许的情况下尽早拔管，是预防CAUTI的主要策略。留置导尿管期间，帮助患者对膀胱反射功能进行锻炼，在拔管前作间歇性夹管和引流，每3～4 h开放一次，使膀胱定时充盈和排空，以便促使膀胱功能尽早恢复，缩短导尿时间。

（2）防止泌尿系统感染

留置导尿严格无菌操作，保持会阴清洁，尿道口每日消毒2次，便后对肛周与尿道口进行消毒处理，避免细菌交叉感染。定期更换尿袋，集尿袋及引流管的位置低于耻骨联合，防止尿液逆流。保持留置导尿管通畅，妥善固定导尿管，防止导尿管及连接管扭曲折叠，观察尿液颜色、性状、量等引流情况。每周行尿培养一次，通过尿培养及药敏试验，合理应用抗菌药物降低尿路感染相关并发症的发生率。

（3）减少膀胱冲洗

尽可能减少导尿管与集尿袋接口的安装次数。在尿液清亮或无尿路感染时，避免冲洗膀胱，减少尿路感染的机会。

（4）加强健康教育

告知患者及家属留置导尿管的目的、意义和注意事项，使其认识到预防管路脱落及泌尿道感染的重要性，以取得配合。

7. 意外处理

导尿脱落的护理应急预案：

保持镇静，立即报告医生，迅速采取措施，将损害降至最低。观察患者有无尿道损伤，是否存在尿急、尿痛、血尿等症状；评估患者膀胱充盈度，是否能自行排尿，必要时遵医嘱重置。做好会阴护理，观察患者生命体征及病情变化，记录，做好交接班。

预防措施：

（1）妥善固定导尿管，防止导尿管及连接管扭曲折叠，做好标识，记录管道名称、留置时间、长度，观察和记录引流液颜色、性状、量。

（2）加强对高危患者（如意识障碍、躁动、有拔管史、依从性差的患者）的观察，作为重点交接班内容详细交接。

（3）做好患者及其家属的健康宣教，提高防范意识及管道自护能力。

（4）严格遵守操作规程，治疗和护理中动作轻柔，注意保护导管，防止导管脱落。

（5）加强培训，提高护士防导管滑脱的风险意识。

二、膀胱造瘘管

1. 概念

膀胱造瘘术是因尿道梗阻，在耻骨上穿刺进入膀胱，放置导管使尿液引流到体外的一种方法。所放置的导管称膀胱造瘘管，分为暂时性和永久性。

2. 适应证

① 急性、慢性尿潴留：包括尿道外伤、尿道狭窄、尿道结石、前列腺增生症、前列腺癌或肉瘤、神经源性膀胱、先天性后尿道瓣膜等所致的尿潴留。

② 泌尿外科和妇产科手术后暂时性改道：如膀胱开放性手术后、尿道修补术或成形术后等。

③ 经尿道前列腺切除术时连续冲洗，减低膀胱压力。

④ 尿道及生殖系统的急性炎症，如化脓性前列腺炎、急性睾丸附睾炎、尿道炎、尿道周围脓肿等。

3. 禁忌证

① 凝血障碍、血小板功能不全和血小板减少症患者，必须纠正后才能行膀胱造瘘术。

81

② 下腹部手术或创伤史，腹膜反折与耻骨粘连固定的患者。

③ 有盆腔肿瘤病史或盆腔放疗史、腹水、不配合者为相对禁忌证。

④ 脊柱畸形、肢体挛缩、躯体肥胖或者其他限制患者仰卧、妨碍膀胱触诊的情形。

4. 换药流程

（1）准备用物 准备换药碗 1 个，碘伏棉球若干，开口纱布 2～3 块。	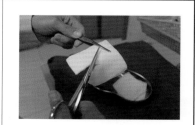
（2）消毒皮肤 以穿刺点为中心，消毒周围皮肤，直径约 15 cm，并消毒导管 10 cm。	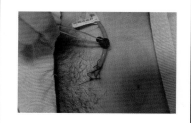
（3）覆盖纱布 将导管置于纱布开口内，覆盖 2～3 块。	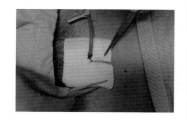
（4）两条胶布固定	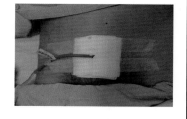

5. 日常护理

（1）心理护理

① 护理人员应耐心宣教，激励患者客观面对现状，循序渐进地将一些护理基本技能教给患者及其家属。

② 介绍患者与做过类似手术的病友接触，觉得自己并不孤独。

③ 指导其妥善放置集尿袋的小窍门，如在裤子上（大腿外上 2/3 处）缝一个和集尿袋差不多大的口袋，将集尿袋放置其中，又隐蔽又安全。

（2）造瘘口护理

① 保持造瘘口敷料清洁无异味，造瘘口有分泌物时，及时给予清洁。

② 每日 1～2 次用碘伏棉球进行造瘘口消毒，以造瘘口为中心，自内向外直径约 15 cm 为消毒范围，同时消毒距造瘘口 10 cm 内的造瘘管。

③ 注意观察造瘘口周围皮肤有无红肿，如有红肿及时处理，可局部涂抹外用抗生素软膏。一旦发现瘘口处皮肤有湿疹样改变，即用氧化锌软膏每日 2 次涂抹患处。

（3）造瘘管护理

① 妥善固定造瘘管，防止因尿液引流不畅导致感染、结石等发生。

② 定期检验尿液，根据尿液 pH 值，选择更换造瘘管时间，pH＞6.8 时，每 2 周更换造瘘管；pH＜6.7 时，每 4 周更换造瘘管；若尿液混浊有沉淀，每 3 周更换造瘘管。

③ 引流管宜经前面裤门引出连接集尿袋，位置低于造瘘口 10 cm 以下，防止尿液逆行感染。

④ 每天评估留置膀胱造瘘管的必要性，尽早拔除以减少感染发生的概率。

⑤ 对于永久性膀胱造瘘的患者，可指导患者及家属进行早期膀胱功能锻炼。训练方法：夹闭造瘘管，每隔 2～3 h 放尿 1 次，以膀胱胀感为准，如有急胀感可即时开放，夜间可保持造瘘管开放，以免憋尿太多使尿液从尿管旁流出或影响睡眠。

（4）集尿袋护理

① 抗反流尿袋每周更换 1 次，更换集尿袋时需严格消毒造瘘管与引流管连接处。

② 更换集尿袋时需排空袋内尿液，更换时需注意无菌操作。

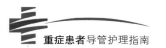

③ 集尿袋位置不能高于膀胱区，袋上贴标签，标明更换日期。

④ 集尿袋中尿液达 2/3 满时，应及时排空。

（5）尿液观察

① 指导患者学会观察尿液，如尿液有无浑浊、有无絮状物形成等。

② 尿液有浑浊提示发生膀胱炎或尿路感染，及时去医院做尿常规、尿培养，尿中带血及时就诊。

（6）饮食护理

① 指导患者每日饮水不少于 2 000 ml，多食梨、西瓜等利尿水果。

② 鼓励患者进食易消化、富含粗纤维饮食，防止便秘。

③ 少进食含嘌呤高的食物，如动物内脏、肉类、海鲜、大豆制品等，避免尿路结石形成，晚上休息前要饮水约 500 ml，避免夜间尿液浓缩。

6. 意外处理

若造瘘管不慎脱出，24 h 内必须到医院重新插管，以免时间过长致造瘘口堵塞，造成重新插管困难。记录膀胱造瘘管露出造瘘口外的长度，或者在距造瘘口 10 cm 处的造瘘管上做标记，每天注意观察其长度。如果出现长度增加、引流不畅，应及时到医院检查，请医生重新固定或更换膀胱造瘘管。

三、肾造瘘管

1. 概念

肾造瘘术是通过穿刺或切开肾实质，把导管送到肾盂内，引流尿液、脓液、血液等，以便于窦道形成的一种手术，所留置的导管即为肾造瘘管。

2. 适应证

① 不可复性输尿管梗阻，如结核、晚期肿瘤患者等需要终身携带引流管者；

② 肾功能严重受损，严重肾积水、积脓患者；

③ 泌尿系统疾病需进行上尿路尿流改道，如输尿管损伤等；

④ 尿路梗阻性无尿者、不能接受复杂性手术、根治性手术者；

⑤ 上尿路疾病的诊断，如顺行造影等；

⑥ 严重的上尿路真菌感染做引流，腔内注药。

3. 禁忌证

① 难以纠正的严重的凝血机制障碍者；

② 脊柱严重后凸畸形，无法俯卧者；

③ 严重心脏疾病和肺功能不全，无法承受手术者；

④ 未纠正的重度糖尿病和高血压患者；

⑤ 极度肥胖者；

⑥ 服用阿司匹林、华法林等药物者；

⑦ 疾病晚期或濒死者。

4. 换药流程（图 4.7～图 4.9）

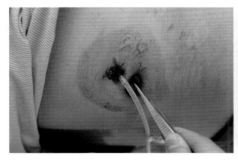

图 4.7 以穿刺点为中心，消毒周围皮肤，直径约 15 cm，并消毒导管 10 cm

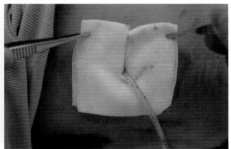

图 4.8 2～3 块开口纱布覆盖

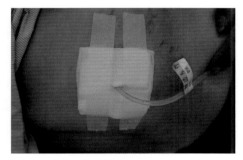

图 4.9 胶布固定敷料

85

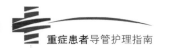
5. 日常护理

① 妥善固定造瘘管，避免扭曲、弯折、受压及脱出，做好标识，记录引流量。

② 术后由上而下挤压造瘘管，每2h一次，保持造瘘管引流通畅。

③ 严格观察引流液的颜色，引流液呈暗红色为正常情况，若引流液色泽鲜红、量多，应及时告知医生，并协助处理；引流液为脓性或有絮状物，注意保持引流通畅，观察体温；引流液过少或无液体引出，考虑是否堵管，观察穿刺口敷料是否渗液过多，及时通知医生处理。

④ 卧床时，引流袋应挂于床边低于造瘘口的位置，下床活动时，引流袋可挂于同侧大腿外侧，始终保持引流袋低于造瘘口位置。

⑤ 硅胶造瘘管每月更换一次，引流袋每日更换，抗反流引流袋每周更换，严格无菌操作。

⑥ 保持引流管周围皮肤干燥，定时更换敷料，若发现尿液外漏时，应及时消毒，并更换敷料。

⑦ 带管不适护理：造瘘管留置属于侵入性操作，患者留置造瘘管期间容易出现腰腹部的隐痛和不适。应明确是否有造瘘管不畅的情况，在确定通畅后，向患者及家属讲解不适出现的原因，对症状较轻患者，疼痛在术后一定时间会减轻，直到拔管后消除，而对于症状较重的患者，可以给予解痉和止痛处理，如向造瘘管注入0.9%氯化钠溶液及利多卡因来缓解疼痛。

⑧ 长期留置造瘘管可能引起继发性结石，预防的主要方法是多饮水和定期更换引流管。

⑨ 肾造瘘管一般留置3～5d，拔管前复查腹部平片有无明显结石残留，夹闭造瘘管，观察病人腰部是否有胀痛感，造瘘口周围是否有渗液，有无发热，再决定拔管。

⑩ 拔管后健侧卧位，造瘘口加压包扎，造瘘口有漏尿也可俯卧，漏尿严重时可使用凡士林纱布封堵造瘘口，封堵48h后，取出凡士林纱布，敷料无渗湿每2～3d换药1次，如有渗湿立即更换直到肾造瘘口愈合。告知病人每2～4h排尿一次，以免膀胱压力过大，引起尿液反流影响造瘘口愈合。拔除肾造瘘管后仍需嘱咐患者床边适当活动，勿长时间活动或剧烈运动，预防继发出血。

6. 意外处理

造瘘管脱落时，若造瘘时间超过 1 周，可经窦道放回，造瘘不足，窦道尚未形成，无法经原有通道放回，需重新置管。

造瘘管不畅时，在无菌操作下，用 0.9% 氯化钠注射液 5 ～ 10 ml（压力 < 2 kPa）冲洗造瘘管，期间应注意观察患者感受，一旦出现腰痛症状，需立即停止冲洗。

四、心包引流管

1. 概念

留置于心包腔以引流脓液、积液、积血的导管。一般心脏术后常规放置心包引流管，以观察出血，避免术后心包积液或心包填塞。

2. 适应证

① 心包填塞；

② 需明确积液性质；

③ 感染性积液；

④ 心脏、大血管术后。

3. 禁忌证

① 心包重度粘连；

② 严重凝血功能障碍；

③ 一般情况极差；

④ 考虑恶性积液（引流不干净）。

4. 固定方法

要求：牢固、通畅、无菌、舒适、美观。

87

（1）单侧分叉交织法

取抗过敏透气弹性胶布，按胶布背面刻度剪出 14 cm×6 cm 胶布 1 块，分别沿纵行向正中剪约 8 cm，形成四条宽度平均的分叉，修边至美观。心包引流管首先在管口处覆盖 8 cm×8 cm 开口无菌敷料贴，用未剪开的 8 cm 端胶布粘贴于敷贴开口上方皮肤，将剪开的正中两条胶布先后缠绕于导管上数周至牢固，两边的两条并排贴于导管下方的无菌敷料贴（图 4.10）。

（2）双侧分叉交织法

取抗过敏透气弹性胶布，按胶布背面刻度剪出 14 cm×6 cm 胶布 2 块，分别沿纵行向正中剪约 8 cm，形成四条宽度平均的分叉，修边至美观。心包引流管首先在管口处覆盖 8 cm×8 cm 开口无菌纱布，用未剪开的 8 cm 端胶布粘贴于纱布开口上方皮肤，将剪开的正中两条胶布先后缠绕于导管上数周至牢固，两边的两条并排贴于导管下方的无菌纱布，对侧用胶布同法反方向加固一次（图 4.11）。

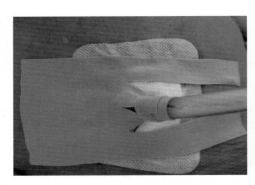 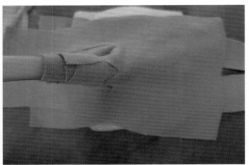

图 4.10　单侧分叉交织法　　　　　图 4.11　双侧分叉交织法

5. 日常护理

（1）保持心包引流管通畅

导致引流管不畅的原因主要有血块堵塞、引流管放置位置不当、切口偏小、包扎伤口时引流管受压、引流管近端侧孔露在外面等，针对不同的原因及时处理。如发现引流管被较多的血块堵塞，应立即汇报医生处理，心包内积血 150 ～ 250 ml 即可引起心包填塞症状。正确挤压心包引流管，用左手捏紧引流管近皮肤处，然后用右手顺着引流管向下挤捏，使管腔变扁变窄，产生负压，然后松开左手，再松开右手，借管腔产生的负压吸出心包腔内积血，如此反复进行，每隔 15 ～ 30 min 挤捏 1 次。临床上也有使用低负压吸引，能够大大减少人力消耗，安全性和稳定性也较高。

（2）准确记录

记录单位时间内生命体征、引流量及 24 h 累积引流量、颜色和性状。术后 24 h 内，如果患者引流液＞ 50 ml/h，随后突然减少或引流不畅，并出现患者血压下降、心率增快、呼吸困难、发绀、面色苍白、出汗等症状，考虑心包填塞的可能；手术当天 3 ～ 4 h 内引流管内出现大量鲜红色的血性液体，如成人＞ 200 ml/h，小儿＞ 50 ml/h，且无减少趋势，怀疑有内出血，应及时通知医生。

（3）拔管的护理

手术后 48 ～ 72 h，引流量明显减少，且颜色变淡，引流液逐渐转为淡红色或黄色渗出液，引流量＜ 50 ml/24 h，医生考虑拔除引流管。在拔除引流管时应当指导患者深吸气，在患者屏气之后拔除引流管，并迅速拉紧缝线，或采用凡士林纱布对切口进行覆盖，再以无菌纱布覆盖，观察伤口渗血情况，有渗血及时更换。

6. 意外处理

心包引流管滑脱的护理应急预案：

保持镇静，安慰患者。若引流管接头处脱落，止血钳将引流管打折夹闭，碘伏消毒接头处并连接，观察患者生命体征，记录，做好交接班；若引流管从伤口处脱落，用油纱布封好伤口或扎紧伤口处缝线，呼叫医生，经评估后准备重新置管，观察患者生命体征，记录，做好交接班。

7. 新进展

针对挤捏引流管，有文献报道采取智能化挤捏引流装置进行引流，妥善固定引流管、设置各项参数，确认后仪器即可按设定要求运行，整个操作程序简单、安全，只需观察仪器运行情况，就可完成挤捏引流管的操作，减轻了护理工作强度，使护理人员能更有效地监测心脏术后生命体征的变化。

89

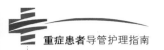

五、胸腔引流管

1. 概念

胸腔闭式引流术目的在于使气、液、血、脓等病理成分自胸膜腔内排出，恢复胸膜腔的密闭性并重建胸膜腔正常负压，做到维持引流系统密闭，保持引流管畅通，避免引流管因阻塞、扭曲、受压、折叠、脱出等原因造成引流不畅。

2. 适应证

① 气胸：中等量气胸或张力性气胸；

② 血气胸或液气胸：可同时排气和排液（血）；

③ 血胸：引流血液，减少胸膜粘连、增厚的危险，并观察出血情况；

④ 恶性胸腔积液：排液以改善患者症状，提高生活质量；

⑤ 脓胸和支气管胸膜瘘：排出脓液，并观察患者病情变化；

⑥ 开胸术后。

3. 禁忌证

① 有严重出血倾向、出血时间延长或凝血机制障碍者；

② 血小板计数 $< 50 \times 10^9$/L 者，应在操作前先输血小板；

③ 体质衰弱、病情危重，难以耐受操作的患者；

④ 皮肤感染患者，如脓皮病或带状疱疹，应在感染控制后再实施操作；

⑤ 严重肺结核及肺气肿者；

⑥ 疑为胸腔包虫病患者，穿刺可引起感染扩散，不宜穿刺。

4. 操作流程

（1）术前准备

① 穿刺点的选择与定位：若是胸腔抽气，多选在锁骨中线第 2 肋间；若是抽液，多选在肩胛线、腋后线或腋中线第 7、8 肋间；若为包裹积液或少量积液

穿刺，则要依据胸片或超声定位。多发性肺大泡反复气胸导致胸壁粘连的需根据影像学资料确定穿刺点，防止误穿肺大泡导致张力性气胸。

② 胸腔穿刺包、局麻药等物品。

③ 向患者及家属详细说明并签署知情同意书，取得患者配合及家属理解。

（2）体位与麻醉

① 体位：抽取胸腔积液时患者一般取坐位，可跨坐在椅子上，面朝椅背，病情较重者可取半卧位。抽气时一般取半卧位。

② 麻醉：皮肤消毒、铺单后，用 1% 利多卡因先在穿刺点处做一皮丘，然后将麻药向胸壁深层浸润至壁胸膜，待注射器回抽出气体或液体证实已进入胸腔后拔出麻醉针头。

（3）手术步骤

① 局部麻醉后，切开皮肤、皮下，血管钳分离肌层，置入合适型号胸管接水封瓶，咳嗽时可见气泡自水封瓶溢出，引流出淡黄色、淡红色或暗红色胸液。

② 皮下缝合，妥善固定胸管，消毒后覆盖无菌纱布，术毕。

（4）注意事项

① 穿刺过程中应严密观察患者的呼吸及脉搏情况，对于心理紧张的患者要做好解释沟通，穿刺前半小时可给予适当的镇静止痛药。穿刺过程中如发生晕针或晕厥，应立即停止操作，并进行相应的处理。

② 穿刺针进入胸腔不宜过深，以免损伤肺组织，一般以针头进入胸腔 0.5～1.0 cm 为宜。当患者因刺激导致咳嗽时，应暂停操作。

③ 对于大量胸腔积液，第一次排液不超过 1000 ml，防止发生复张性肺水肿，如出现连续咳嗽、气短、咳泡沫痰等复张性肺水肿现象时，应予吸氧、利尿等处理。

④ 操作过程中如患者有头晕、面色苍白、出汗、心悸、胸部压迫感或剧痛、晕厥等胸膜过敏反应，应立即停止并皮下注射 0.1% 肾上腺素 0.5 ml，或进行其他对症处理。

⑤ 避免第 9 肋以下穿刺，以免穿透膈肌损伤腹腔脏器。

⑥ 操作后嘱患者卧床休息 30 min。

5. 固定方法

要求：牢固、通畅、无菌、舒适、美观。

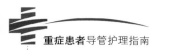
方法：同心包引流管。

6. 日常护理

（1）保持引流管道的密封、无菌

使用前首先应仔细检查密封引流瓶的性能，注意引流管有无裂缝、破损，引流瓶内注入灭菌注射用水，使引流瓶的长管浸入水中 3～4 cm，并始终保持直立，注意换水封瓶时双钳夹闭引流管，防止空气进入胸膜腔。

（2）保持引流管的通畅

检查引流管是否通畅最简单的方法是：观察引流管是否继续排出气体或液体，以及长玻璃管中的水柱是否随呼吸上下波动 4～6 cm，必要时让患者做深呼吸或咳嗽时观察。定时挤压引流管，以免管口被血块堵塞，挤压方法为：先用左手捏住近胸腔端引流管，右手在其下方向水封瓶方向挤压，然后松开，让引流液流出。关注引流管长度，水封瓶液面应低于引流管出口平面 60～90 cm，以防引流液逆流入胸腔。

（3）正确记录引流液的量、颜色、性质

术后早期引流液常为鲜红色，之后转为暗红色，并逐渐向淡红、浅黄过度，引流液数量逐渐减少，引流液气味为血腥味而无其他气味。正常情况下引流量 < 100 ml/h，从血性转淡血性，不易凝血；若术后胸腔引流液 > 200 ml/h，颜色为鲜红色，呈持续性，伴有烦躁不安、面色苍白、大汗、呼吸急促、脉快而弱及血压下降等症状，提示胸腔内有活动性出血，应立即通知医生，尽快处理。脓胸引流液为脓性并有腥臭味。

（4）体位、伤口的护理

协助患者坐位或半卧位，胸腔扩大并使膈肌下降，肺活量增加，减轻其对心脏的压迫，并能减轻疼痛，利于引流。加强伤口敷料及周围皮肤组织的观察，有渗血、渗液时通知医生换药；伤口周围有皮下气肿时，应观察皮下气肿的范围、患者有无呼吸困难，并汇报医生给予处理。

（5）预防感染

患者进行活动时，水封瓶的位置应低于膝关节，注意保持密闭。运送患者时，双钳夹管，水封瓶挂于车旁或置于患者两膝间，防止滑脱。任何情况下，引流瓶不应高于患者胸腔，以免引流液逆流入胸膜腔内造成感染。应在无菌操作下更换引流管或拔出引流管。

（6）引流管水柱的管理

严密观察引流管水柱的波动范围及引流量，做好标记并准确记录。胸腔闭式引流水柱波动的正常范围在 4 ～ 6 cm 之间，患者呼吸或者咳嗽时水柱上下波动，如果水柱波动大，超过 6 cm，说明胸腔负压大，有肺不张，需要鼓励患者多咳嗽、吹气球以利于肺复张。水柱与水平面静止不动，提示水柱上的管腔有漏气或管道打折、受压。水柱在水平面上静止不动，提示肺已复张，胸腔内负压建立。水柱在水平面下静止不动，提示胸腔内正压，有气胸。深呼吸或咳嗽时有气泡，提示有气胸或残腔内积气较多。

（7）呼吸道的管理

深呼吸及有效咳嗽是保持气道通畅、促使肺复张的重要措施，对于早期拔除胸腔引流管起很大作用。因此护理人员应讲明深呼吸及有效咳嗽的重要性，鼓励患者咳嗽，教会其正确方法，可采用雾化吸入，协助叩背排痰。

（8）拔管的观察

一般术后 48 ～ 72 h 引流量明显减少，且颜色变淡，患者生命体征平稳，无呼吸困难，X 线胸片示肺膨胀良好，即可拔管。拔管后观察患者有无胸闷、呼吸困难、伤口漏气、渗液、出血、皮下气肿等情况。

（9）心理护理

进行置管后向患者讲解置管的相关知识，包括目的、活动、咳嗽的意义、注意事项及引流装置、管理的知识，使其明白置管的重要性，体贴关心患者，为患者做好生活护理。关注患者疼痛主诉，帮助患者解决疼痛，有效的止痛方法利于患者保持充分休息、睡眠，促进早日康复。

7. 意外处理

胸腔引流管滑脱的护理应急预案同心包引流管滑脱的处理方式。

8. 国际国内新进展

近年来，加速康复外科理念（enhanced recovery after surgery，ERAS）已经广泛运用于骨科、心胸外科、泌尿外科等几乎所有外科领域，然而国内外ERAS 的研究几乎都是在无严重合并症的择期手术中进行，创伤和急、危重症患

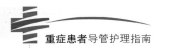

者多数被排除在外，而这一人群往往面临更为复杂的病理生理，围术期的应激损害也更为严重，优化围手术期处理措施显得尤为重要。胸外科手术后能否早期拔除胸腔引流管是 ERAS 的研究内容之一。有研究表明，术后引流管的拔除不拘泥于一定要少于 50 ～ 100 ml/d，而是若无漏气，300 ml/d 也可拔除。

有研究显示，多发肋骨骨折在借助胸腔镜微创技术前提下，术后引流液 ≤ 200 ml/24 h 和 ≤ 300 ml/24 h 时拔出胸腔引流管安全可行，对术后快速康复有利，且 ≤ 200 ml/24 h 时拔管更加符合正常胸膜腔生理及创伤生理，是比较理想的拔管指征，各种护理措施的优化有利于缩短术后胸腔引流管留置时间。

六、腹腔 / 盆腔引流管

1. 概念

腹腔/盆腔引流管是指在腹腔/盆腔内放置一引流管，将腹腔/盆腔内的积液、积气、积血、积脓、坏死组织、异物和瘘口引流物引流至体外的一种外引流，也可为了避免切口过早封闭而放置腹腔引流管，一般在渗出最多处、位置较低处放置。

2. 适应证

① 坏死病灶未能彻底清除或有大量坏死组织无法清除；

② 为预防消化道穿孔修补等术后发生渗漏；

③ 手术部位有较多渗液或渗血；

④ 已形成局限性脓肿。

3. 禁忌证

无绝对禁忌证，相对禁忌证为严重广泛腹膜粘连者、精神异常或不能配合者。

4. 换药流程

目的（以腹腔引流管为例）
（1）保持腹腔引流管引流通畅； （2）清洁和保护腹腔引流管伤口创面周围皮肤； （3）避免加重感染和增加"二重感染"； （4）防止腹腔引流管非计划性拔管。

换药流程	
（1）核对 双向核对患者，做好解释沟通工作，取得患者配合。	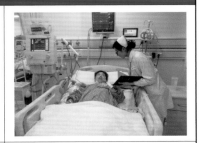
（2）评估 评估患者的病情、意识、合作程度、生命体征、腹腔引流管位置和数量。	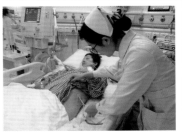
（3）洗手 按七步洗手法洗手或用免洗手消毒液搓揉双手进行快速手消毒。	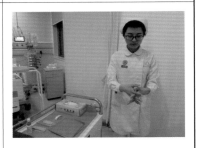
（4）准备用物 换药车上层：换药包（内含碘伏棉球若干）、快速手消毒液、"三条腿"固定胶布或"四条腿"固定胶布、长条状胶布（大小各一个）、皮肤黏膜无痛保护剂、手套、导管标识。 换药车下层：生活垃圾桶、医疗垃圾桶。	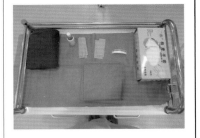

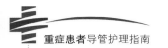

（5）核对 携用物至患者床旁，并进行再次核对（双向核对）。	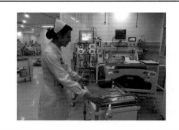
（6）评估 评估床旁周围环境是否适合进行腹腔引流管换药，患者取合适体位，注意保暖，控制室温 18～24℃；湿度 60%～70%。	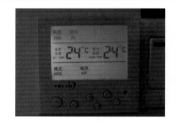
（7）洗手 再次洗手，戴口罩、手套。	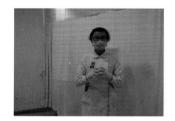
（8）检查腹腔引流管是否通畅 可通过单手挤捏法、双手交替挤捏法、双手重复挤捏法、挤捏抽吸法、冲洗抽吸法等方法判断，看是否有引流液被引流出。	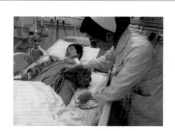
（9）揭开胶布 揭开固定腹腔引流管的"三条腿"胶布和高举平台法的长条状胶布。	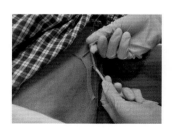

（10）标记腹腔引流管置入的深度	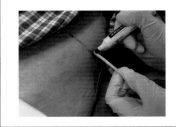
（11）消毒 观察腹腔引流管伤口创面周围皮肤情况，使用碘伏棉球对腹腔引流管伤口创面周围皮肤进行消毒，擦拭直径大于 8 cm，三遍以上，待干。	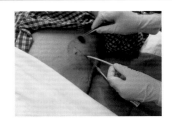
（12）保护伤口创面皮肤 距离腹腔引流管伤口创面周围皮肤 5 ～ 8 cm 处喷射使用皮肤黏膜无痛保护剂，保护伤口创面皮肤，待干。	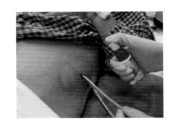
（13）固定 使用"三条腿"固定胶布或"四条腿"固定胶布进行固定，部分患者可用无菌敷料贴对腹腔引流管伤口创面皮肤进行保护后，再用"三条腿"胶布或"四条腿"固定胶布进行固定，再距创面伤口皮肤导管 8 cm 处使用长条状胶布进行高举平台法二次固定腹腔引流管。	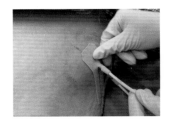
（14）贴标识	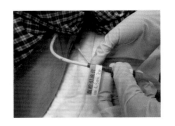

（15）整理患者床单位	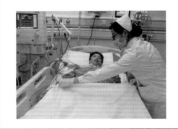
（16）健康宣教 指导患者及家属腹腔引流管的日常维护要点。	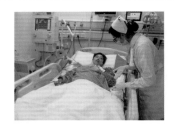
（17）感谢患者配合，再次核对患者	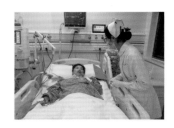
（18）用物处理 严格按照医疗物品处理原则，医疗垃圾放入黄色垃圾袋，生活垃圾放入黑色垃圾袋中。	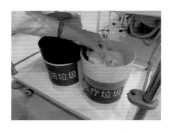
（19）洗手记录 按七步洗手法洗手。	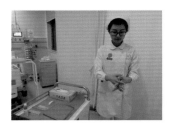

5. 固定方法

（1）螺旋法

取抗过敏透气弹性胶布，按胶布背面刻度剪出 14 cm×5 cm 胶布 1 块，沿纵向正中剪开三条至 7 cm 处，中间一条宽 1 cm，边上两条分别为宽 2 cm，修边至美观。腹腔引流管首先用缝线固定于周围皮肤，在腹腔引流管处覆盖 2 cm×2 cm 开口无菌纱布，消毒并擦净周围皮肤，用未剪开的 7 cm 端胶布粘贴于导管上方皮肤，将剪开的正中一条 1 cm 宽胶布缠绕于腹腔引流管上数周至牢固，胶布末端内折少许，两边的两条并排贴于导管下方的皮肤上（图 4.12，图 4.13）。

（2）无菌敷料贴 + 螺旋法

取抗过敏透气弹性胶布，按胶布背面刻度剪出 14 cm×5 cm 胶布 1 块，沿纵向正中剪开三条至 7 cm 处，中间一条宽 1 cm，边上两条分别为宽 2 cm，修边至美观。腹腔引流管首先用缝线固定于周围皮肤，在腹腔引流管处覆盖 10 cm×10 cm 无菌敷料贴，消毒并擦净周围皮肤，用未剪开的 7 cm 端胶布粘贴于导管上方皮肤，将剪开的正中一条 1 cm 宽胶布缠绕于腹腔引流管上数周至牢固，胶布末端内折少许，两边的两条并排贴于导管下方的皮肤上（图 4.14，图 4.15）。

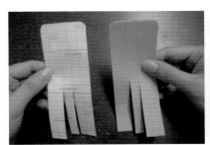

图 4.12　螺旋法胶布裁剪

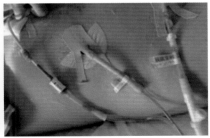

图 4.13　螺旋法固定

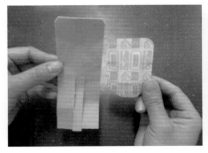

图 4.14　无菌敷料贴 + 螺旋法胶布裁剪

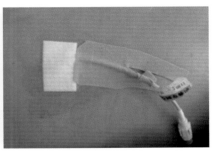

图 4.15　无菌敷料贴 + 螺旋法固定

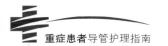
（3）无菌敷料贴＋螺旋法（用于质地较硬固定）

取抗过敏透气弹性胶布，按胶布背面刻度剪出 14 cm×5 cm 胶布 1 块，沿纵向正中剪开三条至 7 cm 处，中间一条宽 1 cm，边上两条分别为宽 2 cm，修边至美观。腹腔引流管首先用缝线固定于周围皮肤，在腹腔引流管处覆盖 10 cm×10 cm 无菌敷料贴，消毒并擦净周围皮肤，用未剪开的 7 cm 端胶布粘贴于导管上方皮肤，将剪开的正中一条 1 cm 宽胶布缠绕于腹腔引流管上数周至牢固，胶布末端内折少许，两边的两条并排贴于导管下方的无菌敷料贴，防止导管滑脱可对侧重新加固一次（图 4.16～图 4.18）。

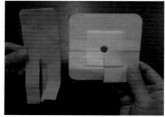 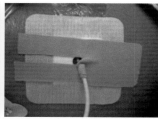 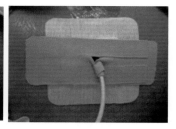

图 4.16　无菌敷料贴＋螺旋法胶布　图 4.17　无菌敷料贴＋螺旋法固定　图 4.18　无菌敷料贴＋螺旋法固定

6. 日常护理

（1）正确固定、标识清晰

先用缝线将腹腔／盆腔引流管固定在导管穿刺点周围 0.5 cm 范围内皮肤上，用抗过敏透气性好的胶布用交叉螺旋法固定于腹壁，再距创面伤口皮肤导管 8 cm 处使用长条状胶布进行高举平台法二次固定腹腔／盆腔引流管，每次换药时和必要时更换胶布，以防患者翻身、活动时压迫、扭曲和移动管道；同时预防患者或

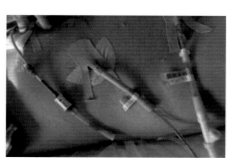 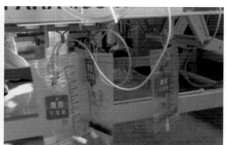

图 4.19　引流管贴标识，标有名称及长度

因护理工作不当引起腹腔／盆腔引流管意外脱落。腹腔／盆腔引流管理顺后固定并贴标识，标有名称及长度。

（2）保持有效引流

每小时挤捏穿刺导管与引流袋之间连接橡胶软管，以观察导管引流是否通畅。根据引流液的黏稠度和橡胶软管长度选择不同的挤捏方法。

方法一：单手挤捏法：单手大拇指大鱼际肌与食指、中指、无名指、小指四指指尖握橡胶软管；或食指、中指、无名指、小指四指指尖弯曲于手掌，进行挤捏（图 4.20）。

方法二：双手交替挤捏法：一手挤捏导管端橡胶软管，另一手向远端挤捏，一手挤捏一手松开，交替进行，在橡胶管上行走直至引流袋端橡胶软管。依次重复进行（图 4.21）。

方法三：双手重复挤捏法：一手挤捏导管端橡胶软管，另一手挤捏引流袋端橡胶软管，一手挤捏一手松开，交替重复进行（图 4.22）。

方法四：挤捏抽吸法：一手挤捏导管端橡胶软管，另一手挤压橡胶软管并向引流袋端移动 10 cm，再松开导管端以形成负压进行抽吸，重复进行（图 4.23）。

方法五：冲洗抽吸法：使用 50 ml 注射器抽外用生理盐水进行导管冲洗与抽吸（图 4.24）。

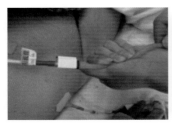
图 4.20　单手挤捏法

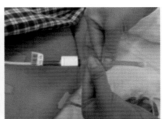
图 4.21　双手交替挤捏法

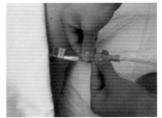
图 4.22　双手重复挤捏法

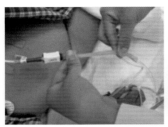
图 4.23　挤捏抽吸法

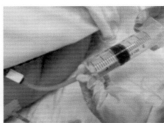
图 4.24　冲洗抽吸法

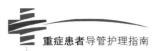
（3）合理引流体位

患者生命体征平稳后取斜坡卧位（30°～45°）或半坐卧位，每 1～1.5 h 变换体位一次利于引流。

（4）准确观察记录引流液

使用无色透明引流袋，便于观察引流液的颜色、性质和量，采用冲洗抽吸法者应去除使用冲洗液的量，发现异常及时联系医生。

（5）预防"二重感染"

接触患者腹腔／盆腔引流管前后养成良好的洗手习惯，按七步洗手法洗手或用免洗手消毒液搓揉双手进行快速手消毒。每日晨 6:00 开窗通风 30 min；室内空气用多功能杀菌机定时杀菌，每日 2 次，每次 4 h；且监护室腾空后每年 3 次用过氧乙酸熏蒸消毒空气。引流袋内引流液超过 2/3 应及时倾倒，更换冲洗液和引流瓶时应注意无菌操作，避免污染和逆行感染，每天更换引流袋。

（6）腹腔／盆腔引流管伤口创面皮肤管理

腹腔／盆腔引流管皮肤切口处，每日换药 2 次，敷料潮湿、污染及时更换，换药时距离腹腔／盆腔引流管伤口创面周围皮肤 5～8 cm 处喷射皮肤黏膜无痛保护剂，保护伤口创面皮肤，保持引流管周围皮肤干燥；引流管周围皮肤被侵蚀，用氧化锌软膏涂抹、紫外线灯照射或用无痛保护膜喷在导管周围，以防引流液对周围皮肤造成腐蚀。

（7）严密监测生命体征

严密监测生命体征，可早期预见性对病情做出判断。

（8）健康教育

患者病情变化，患者与家属均有不同程度的恐惧，因此做好患者及家属的健康教育工作十分重要，告知腹腔／盆腔引流管治疗的效果，向患者及家属讲解有关知识和综合治疗的效果，使其减轻疑虑，以积极心态接受和配合治疗。同时每周 1 次组织家属学习和疾病相关的治疗和护理知识，让家属更多了解疾病，以鼓励患者配合治疗和护理。

（9）功能锻炼

腹腔／盆腔引流管置入后，一定程度上制约患者活动，再加上肥胖、腹腔高压、有创操作、疾病带来的疼痛和不适感等都会影响患者的活动，易发生肌肉萎缩、深静脉血栓和坠积性肺炎等。加强患者床上主动和被动功能锻炼，并使用多功能锻炼器，使用下肢压力梯度治疗仪预防深静脉血栓。鼓励患者多做缩唇呼吸、有效咳嗽、吹气球、吹水泡，并使用深呼吸训练器等防止肺炎的发生。机械通气患者加强呼吸道管理，预防呼吸机相关性肺炎（ventilator associated pneumonia, VAP）的发生。

7. 意外处理

（1）腹腔／盆腔引流管打折

腹腔／盆腔引流管常因被褥等自然重力压迫、引流袋放置位置不合理，以及患者自我保护和护理工作不当致管道打折。患者往往需放置多根引流管进行引流，翻身时易压迫引流管或牵拉引流袋而未及时处理，因此在给患者翻身时应保护好腹腔／盆腔引流管等所有管道，让引流袋处于自然下垂状态，防止其扭曲打折。同时告知引流管在腹腔／盆腔引流中的重要性，在护理过程中结合注意事项，取得患者的合作，减少意外的发生，增加患者对腹腔引流管的保护。

（2）腹腔／盆腔引流管阻塞

腹腔／盆腔内血块或坏死组织、消化道瘘漏出物等可阻塞腹腔引流管。在出现引流不畅时，及时清除引流管内的堵塞物，可通过单手挤捏法、双手交替挤捏法、双手重复挤捏法、挤捏抽吸法、冲洗抽吸法等方法判断，看是否有引流液被引流出。每小时检查内吸管是否通畅。待患者腹腔／盆腔引流管引流窦道形成后，每日换药时左右轻轻转动引流管，每周 1 次更换腹腔／盆腔引流管，有效防止坏死组织等异物堵塞引流管。引流袋内的液体超过 2/3 时及时更换，可避免引流袋内引流物（液体、气体等）过多压力增加影响引流效果。

（3）腹腔／盆腔引流管移位、脱落

腹腔／盆腔引流管管道固定不牢固、护理人员操作不当、患者对管道的保护意识欠缺等均可导致腹腔引流管移位、脱落。腹腔／盆腔引流管先用缝线固定在穿刺点周围 0.5 cm 范围内皮肤上，再用抗过敏透气性好的胶布交叉螺旋法固定于腹壁，再距创面伤口皮肤导管 8 cm 处使用长条状胶布进行"高举平台法"二次固定腹腔／盆腔引流管。每次换药时和必要时更换胶布。引流袋悬挂时留有一定的活动度，以防患者翻身、活动时压迫、扭曲和移动管道；同时预防因护理工作不当引起引流管意外脱落。另外，意识障碍或烦躁患者应适当给予镇静和有效约束，可利用约束手套和约束带将患者双手保护起来，预防其非计划性拔管。

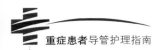
（4）腹腔出血

引流管位置靠近大血管、引流管与组织摩擦、引流管材质过硬等，容易造成组织出血；治疗护理工作不当也可引起出血；换药时移动引流管、患者翻身时腹腔／盆腔引流管也可引起出血；患者躁动或活动剧烈也可导致出血。若引流液为淡红色，提示可能窦道或黏膜组织出血，因此要妥善固定引流管，适当减少引流管与组织的摩擦；遇活动性出血时，引流液颜色呈鲜红色，腹腔局部可以加重止血，根据医嘱来确定是否要关闭引流管，必要时行手术治疗止血，及时排除腹腔内出血，遵医嘱使用止血药以免出血加重。

（5）引流效果不佳

患者体位、腹腔／盆腔引流管放置位置不佳等均可影响引流管引流效果。生命体征平稳后取斜坡卧位（30°～45°）或半坐卧位，每1～1.5 h变换一次体位，利于引流。并根据腹腔／盆腔引流管放置的不同部位，选择左侧或右侧卧位，经常更换卧位，有利于充分引流。准确观察记录引流液的颜色、性质和量，以指导患者的水、电解质等液体平衡治疗。

（6）引流管口周围皮肤糜烂

引流效果不佳，皮肤长时间浸泡在潮湿的环境中，消化液、消化道瘘出物等腐蚀易致皮肤糜烂。加强伤口周围皮肤管理，引流管皮肤切口处每日换药2次，保持引流管周围皮肤干燥，敷料潮湿及时更换；引流管周围皮肤被侵蚀用氧化锌软膏涂抹、用紫外线灯照射或用皮肤黏膜无痛保护剂喷洒在导管周围，以防引流液对周围皮肤造成腐蚀。

七、腹腔双套管

104

1. 概念

腹腔双套管是一种主动负压引流管，已被广泛应用于腹腔区域冲洗和引流，由保护套管（外套管）、吸引管（内吸管）及一固定进水管（冲洗管）组成，其外套管壁上有多个侧孔，利于引流。通过有效冲洗和持续低负压吸引，可将腹腔

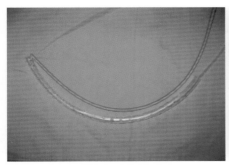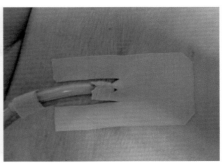

图 4.25　黎式双套管

内的积血、积液、积脓、坏死组织、消化道内分泌物等物质引出体外，减少毒素的吸收，防止或减轻感染。进水管（冲洗管）可分为内置和外置两种。外置进水管，又称黎式双套管，优点是引流效果不佳时便于吸引管（内吸管）的调整；内置进水管的优点是换药旋转双套管时减少患者疼痛感。

2. 适应证

各种病因导致的腹腔内积血、积液、积脓、坏死组织、消化道内分泌物等。

3. 禁忌证

腹腔大出血需要腹腔加压止血患者。

4. 换药流程

腹腔双套管换药目的
（1）保持腹腔双套管引流通畅；
（2）清洁和保护腹腔双套管伤口创面周围皮肤；
（3）防止肉芽组织生长于腹腔双套管内；
（4）避免加重感染和增加"二重感染"；
（5）防止腹腔双套管非计划性拔管。

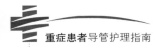
换药流程

（1）核对 双向核对患者，做好沟通解释工作，取得患者配合。	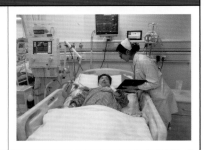
（2）评估 评估患者的病情、意识、合作程度、生命体征、腹腔双套管位置及数量。	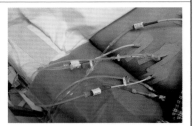
（3）洗手 按七步洗手法洗手或用免洗手消毒液搓揉双手进行快速手消毒。	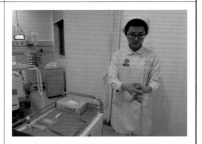
（4）准备用物 换药车上层： ① 必备：换药包（内含碘伏棉球若干）、快速手消毒液、"三条腿"固定胶布或"四条腿"固定胶布、皮肤黏膜无痛保护剂、手套、导管标识。 ② 选备：负压连接管、输液器2根、延长管1根（小一号腹腔双套管使用）、无菌剪刀、缝线、"一"字形固定胶布。 换药车下层： 生活垃圾桶、医疗垃圾桶。	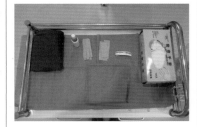

（5）再次核对 携用物至患者床旁，再次核对（双向核对）。	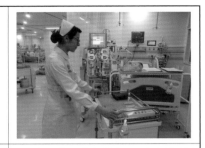
（6）评估 评估床旁周围环境是否适合进行腹腔双套管换药，患者取合适体位，注意保暖。控制室温在 18 ～ 24℃；湿度 60％～ 70％。	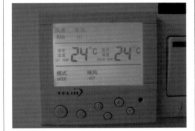
（7）洗手 再次洗手，戴口罩、手套。	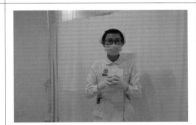
（8）检查 检查腹腔双套管冲洗引流是否通畅，加快冲洗水速度，检查引流效果，来回抽动吸引管（内吸管），检查吸引管（内吸管）进出是否通畅，以达到无液体从腹腔双套管伤口创面渗出为佳，检查完毕后重新调回冲洗液原先速度，以保证能正常吸引。	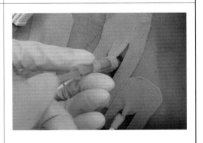
（9）揭开胶布	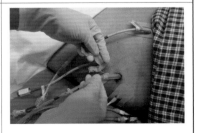

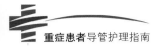
（10）标记导管深度	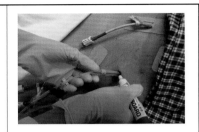
（11）消毒 观察腹腔双套管伤口创面周围皮肤情况，使用碘伏棉球对腹腔双套管伤口创面周围皮肤进行消毒，擦拭直径大于 8 cm，3 遍以上，待干。	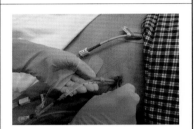
（12）轻轻转动腹腔双套管	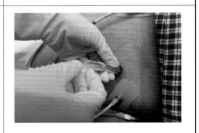
（13）再次消毒伤口周围皮肤	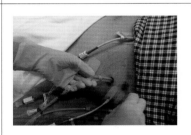
（14）保护伤口创面皮肤 距离腹腔双套管伤口创面周围皮肤 5～8 cm 处喷射皮肤黏膜无痛保护剂，保护伤口创面皮肤，待干。	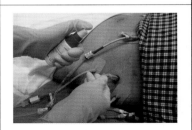

（15）固定 使用"三条腿"胶布或"四条腿"胶布进行固定，部分患者可用无菌敷料贴对腹腔双套管伤口创面皮肤进行保护后，再用"三条腿"胶布或"四条腿"固定胶布进行二次固定。	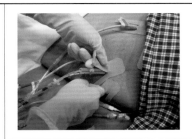
（16）贴导管标识	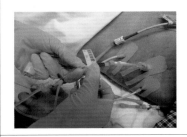
（17）整理患者床单位	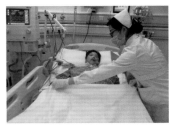
（18）健康宣教 指导患者及家属腹腔双套管的日常维护要点。	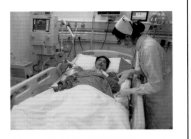
（19）感谢患者配合，再次核对患者	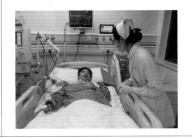

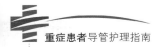
（20）用物处理 用物处理，严格按照医疗物品处理原则，医疗垃圾放入黄色垃圾袋，生活垃圾放入黑色垃圾袋中。	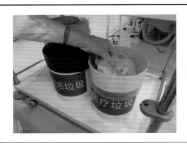
（21）洗手记录 按七步洗手法洗手。	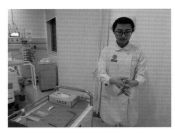

5. 固定方法

（1）螺旋法

取抗过敏透气弹性胶布，按胶布背面刻度剪出 14 cm×6 cm 胶布 1 块，沿纵向正中剪开四条至 7 cm 处，中间两条宽 1 cm，边上两条分别为宽 2 cm，修边至美观。腹腔双套管首先用缝线固定于周围皮肤，消毒并擦净周围皮肤，用未剪开的 7 cm 端胶布粘贴于导管上方皮肤，将剪开的正中两条 1 cm 宽胶布分别交叉缠绕于双套管上数周至牢固，胶布末端内折少许，两边的两条并排贴于导管下方的皮肤上（图 4.26，图 4.27）。

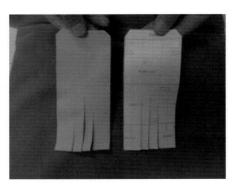

图 4.26　螺旋法胶布

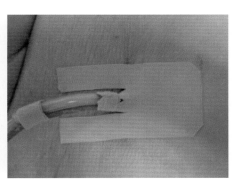

图 4.27　螺旋法固定

（2）无菌敷料贴 + 螺旋法

取抗过敏透气弹性胶布，按胶布背面刻度剪出 14 cm×6 cm 胶布 1 块，沿纵向正中剪开四条至 7 cm 处，中间两条宽 1 cm，边上两条分别为宽 2 cm，修边至美观。腹腔双套管首先用缝线固定于周围皮肤，消毒并擦净周围皮肤，在双套管处覆盖 10 cm×10 cm 无菌敷料贴，用未剪开的 7 cm 端胶布粘贴于导管上方皮肤，将剪开的正中一条 1 cm 宽胶布缠绕于双套管上数周至牢固，胶布末端内折少许，两边的两条并排贴于导管下方的皮肤上（图 4.28 ～图 4.30）。

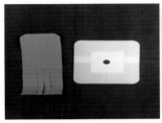
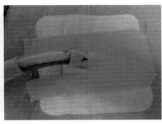
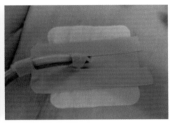

图 4.28　无菌敷料贴 + 螺旋法胶布　图 4.29　无菌敷料贴 + 螺旋法固定　图 4.30　无菌敷料贴 + 螺旋法固定

6. 日常护理

（1）正确固定、标识清晰

先用缝线将腹腔双套管固定在导管穿刺点周围 1 cm 范围内皮肤上，再用抗过敏透气性好的胶布以交叉螺旋法固定于腹壁，每次换药时和必要时更换胶布。吸引管（内吸管）的外接引流管长度适当，吸引管（内吸管）和进水管（冲洗管）使用"一"字形胶布固定于距离腹腔双套管保护套管（外套管）尾端 5 cm 左右为佳，以防患者翻身、活动时压迫、扭曲和移动管道，同时预防患者或因护理工作不当引起双套管意外脱落。双套管理顺后固定并贴标识，并标有名称及长度，如有多根双套管，应用彩色标贴将相同的颜色贴于同一根引流管和进水管（图 4.31），以利辨认，同时区别于静脉输液等管路。在出现双套管引流不畅时，可直接找到进水管，防止更多的冲洗液进入腹腔中。

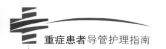
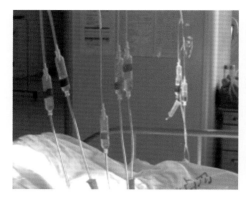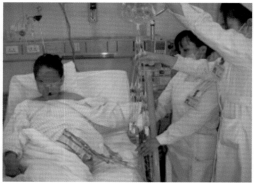

图 4.31　多根双套管，将彩色标贴相同颜色贴于同一根引流管和进水管，以利辨认

（2）保持有效的引流

① 合理引流体位：在留置双套管后，每小时观察内吸管是否通畅，防止血凝块或胰周坏死组织堵塞内吸管，外套管 7～10 天内不可活动，防止窦道未形成而双套管无法重新放置于有效引流位置。生命体征平稳后取斜坡卧位（30°～45°）或半坐卧位，每 1～1.5 h 变换体位一次利于引流。

② 有效负压吸引：在持续负压引流过程中，根据引流液量、引流物的黏稠度调整负压。一般为 10～20 kPa，以能顺利吸出引流物为宜，引流液黏稠时适当加大滴入水的速度和负压压力，以稀释稠厚的液体。负压过大，容易吸附导管周围组织导致出血；负压过小，引流无效。引流瓶内的长管端接患者，短管端接中心负压吸引装置，以防引流液被吸入负压表内，瓶内引流液超过 2/3 时应及时倾倒，避免引流液吸入中心负压管导致负压管道阻塞或损坏，避免逆行感染。

③ 合理冲洗速度：根据引流液的不同性质调整冲洗液的滴速。一般每 24 h 冲洗液总量为 2 500～5 000 ml（25～50gtt/min），不可过快过慢。过快则滴入的液体来不及吸出，积聚在腹腔内反而增加感染的机会；过慢会造成干吸而导致出血和引流不畅。

④ 防止腹腔双套管打折、堵塞：外接引流管长度适当，留有一定的活动度，吸引管（内吸管）每天更换一次，窦道形成后腹腔双套管每周更换一次；管外套不锈钢弹簧管，可随意调节弯曲度，以防引流管打折；双套管的吸引管（内吸管）极易被脓液、血块或坏死组织等阻塞，每小时检查内套管是否通畅，及时清除双

套管内的堵塞物，可轻轻抽动内吸管并加快滴水速度以冲走和吸出堵塞物；另外使用支架可以防止被褥压迫双套管的内吸管；同时通过听双套管的吸引声可判断双套管的功能与状态，正常的吸引声为流水声与负压吸引声交织在一起"呼呼"声。

（3）准确观察记录引流液

使用无色透明的玻璃引流瓶，便于观察双套管引流液的颜色和性质。因引流管与窦道组织摩擦或负压吸引力过大，容易造成组织出血，因此妥善固定腹腔双套管，减少引流管与窦道组织的摩擦。遇活动性出血时，吸引出颜色呈鲜红色，立即调整负压大小或停止负压，及时排除腹腔内出血，遵医嘱使用止血药以免加重出血。准确观察记录引流液的颜色、性质和量，必要时测量冲洗水进出的总量，发现异常及时联系医生。

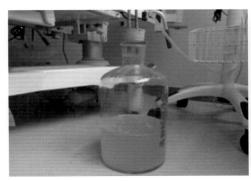

图 4.32　腹腔双套管引流液（正常）

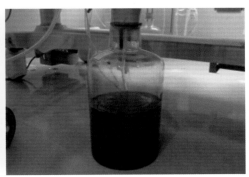

图 4.33　腹腔双套管引流液（异常）

（4）预防"二重感染"

接触患者腹腔双套管前后养成良好的洗手习惯，按七步洗手法洗手或用免洗手消毒液搓揉双手进行快速手消毒。为了减少空气中的细菌污染双套管管道，在腹腔双套管通气入口处用消毒纱布包裹，达到过滤空气的作用，但不可影响通气；每日晨 6:00 开窗通风 30 min；室内空气用多功能杀菌机定时杀菌，2 次 /d，4 h/ 次；且每年 3 次将监护室腾空后，用过氧乙酸熏蒸消毒空气。双套管内吸管每天更换一次，窦道形成后外套管每周更换 2 次。负压引流瓶内引流液超过 2/3 时应及时倾倒，避免引流液吸入中心负压管致逆行污染，更换冲洗液

113

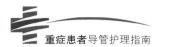

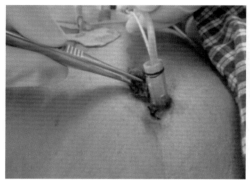

图 4.34　内吸管每天更换一次　　　　　　　图 4.35　更换冲洗液和引流瓶时无菌操作

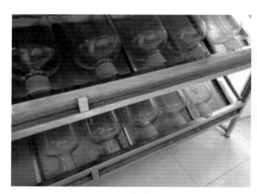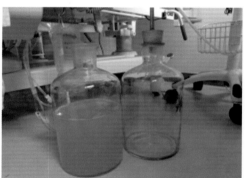

图 4.36　引流瓶用 1:200 的 "84" 消毒液浸泡消毒　图 4.37　引流液超过 2/3 倾倒

和引流瓶时应注意无菌操作，避免污染和逆行感染。每天更换引流瓶及负压吸引连接管，用 1:200 的 "84" 消毒液浸泡消毒引流瓶。

（5）腹腔双套管伤口创面皮肤管理

腹腔双套管皮肤切口处，每日换药 2 次，换药时距离腹腔双套管伤口创面周围皮肤 5～8 cm 处喷射皮肤黏膜无痛保护剂，保护伤口创面皮肤，保持引流管周围皮肤干燥，敷料潮湿及时更换；如引流管周围皮肤被侵蚀，用氧化锌软膏涂抹、紫外线灯照射或用无痛保护膜喷在导管周围，以防引流液对周围皮肤造成腐蚀。

（6）严密监测生命体征

患者病情变化快，严密监测生命体征可早期预见性对病情做出判断，同时早期因胰腺坏死组织感染引起的腹腔出血，可以通过双套管引流液的颜色来判断。

114

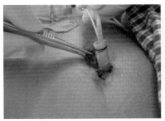

图 4.38 每日换药 1 次

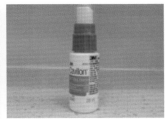

图 4.39 无痛保护膜

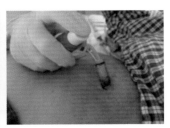

图 4.40 无痛保护膜喷射创面皮肤

（7）健康教育

患者病情发生变化时，患者与家属均有不同程度的恐惧，因此做好患者及家属的健康教育工作十分重要，告知腹腔双套管引流治疗的效果，向患者及家属讲解有关知识和综合治疗的效果，使其减轻疑虑，以积极心态接受和配合治疗。同时每周一次组织家属学习和疾病相关的治疗和护理知识，让家属更多地了解疾病，以鼓励患者配合治疗和护理。

（8）功能锻炼

腹腔双套管置入腹腔内，在一定程度上制约了患者的活动，再加上肥胖、腹腔高压、有创操作、以及疾病带来的疼痛和不适感等都会影响患者活动，易发生肌肉萎缩、深静脉血栓和坠积性肺炎等。因此，应加强患者床上主动和被动功能锻炼，并使用多功能锻炼器；使用下肢压力梯度治疗仪预防深静脉血栓；鼓励患者多做缩唇呼吸、有效咳嗽、吹气球、吹水泡，并使用深呼吸训练器等防止肺炎的发生。对机械通气患者加强呼吸道管理，预防呼吸机相关性肺炎（VAP）的发生。

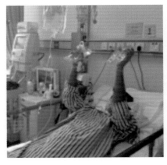

图 4.41 床上肢体功能锻炼

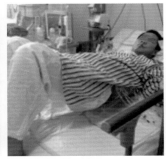

图 4.42 床上抬臀运动

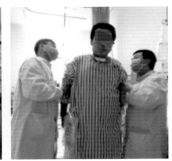

图 4.43 下床床旁活动

115

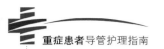

7. 意外处理

（1）腹腔双套管打折

腹腔双套管常因被褥等自然重力压迫、吸引管（内吸管）的外接引流管过长或过短，以及患者自我保护和护理工作不当等导致管道打折。可在患者腹部放置腹腔双套管部位上方，放置一支架，支起被褥等物体，避免重力压迫双套管。吸引管（内吸管）的外接引流管长度适当，留有一定的活动度，方便患者活动以及护理工作。外接管过长，自身重力增加，易打折；外接管过短，易使管道扭曲打折。在引流管出瓶口处，管外套一自制不锈钢弹簧管，并可随意调节弯曲度，以防引流管打折。患者往往需放置多根腹腔双套管进行腹腔冲洗引流，给患者翻身时应做好保护，以免压迫双套管或牵拉外接引流管。让外接引流管处于自然下垂状态，防止其扭曲打折。同时告知患者及家属腹腔双套管在腹腔引流中的重要性，在护理过程中的注意事项，减少意外的发生，增加患者对双套管的保护。

（2）腹腔双套管阻塞

腹腔内血块或坏死组织、消化道瘘漏出物等可阻塞腹腔双套管。在出现双套管引流不畅时，可关闭进水管（冲洗管），防止更多的冲洗液进入腹腔中。每小时检查内吸管是否通畅，及时清除双套管内的堵塞物，可轻轻抽动吸引管（内吸管），并加快滴水速度以冲走和吸出堵塞物。待患者腹腔双套管引流窦道形成后，每日换药时左右轻轻转动双套管，防止肉芽组织通过外套管上的孔隙长到双套管内，堵塞内吸管（严重时可引起出血），每周一次更换腹腔双套管，有效防止坏死组织等异物在外套管内壁上形成结痂而堵塞双套管。另外，腹腔双套管在吸引过程中，因混合吸引水流和空气，产生特定的声音，通过听双套管的吸引声就可判断双套管的功能与状态，当发出细而尖的"鸣笛声"时，可能是吸入了纤维组织或导管周围的肉芽组织，可适当调整内吸管；当听不到吸引声时，说明双套管已阻塞或受压不通畅。引流瓶内的引流液超过 2/3 时，及时倾倒，避免引流液过满堵塞负压吸引器，引起腹腔双套管阻塞。在持续负压引流过程中，根据引流液量、引流物的黏稠度进行负压的调整。一般负压为 10 ～ 20 kPa，以能顺利吸出引流物为宜，引流液黏稠时适当加大滴入水的速度和负压，负压可达 20 kPa，以稀释稠厚的液体。负压过大，容易吸扁内吸管引起双套管堵塞。负压引流瓶瓶塞上进出引流瓶的两根管，进瓶管瓶内长度要大于出瓶管瓶内长度 3 cm 以上。进瓶管瓶内长度长，连接引流管接腹腔双套管引流；出瓶管瓶内长度短，连接中心负压装置，以防引流液吸入中心负压管致管道阻塞、引流效果不佳、逆行污染等。另外进水管接冲洗水，内吸管接负压吸引，如接反可导致导管阻塞等。

（3）腹腔双套管移位、脱落

腹腔双套管管道固定不牢固、护理人员操作过失、患者对管道的保护意识欠缺等均可导致腹腔双套管移位、脱落。腹腔双套管先用缝线固定在穿刺点周围1 cm范围内皮肤上。再用抗过敏透气性好的胶布用交叉螺旋法固定于腹壁，每次换药时和必要时更换胶布。外接引流管长度适当，内吸管和外套管之间用胶布固定，并留有一定的活动度，以防患者翻身、活动时压迫、扭曲和移动管道；同时预防因护理工作不当引起双套管意外脱落。另外，意识障碍或烦躁患者镇静不够或缺乏有效约束，容易自行拔管，对烦躁患者适当给予镇静和有效的约束，利用约束手套和约束带将患者双手保护起来，预防其拔管。

（4）腹腔出血

除腹腔原发性疾病外，常因负压吸引过大、冲洗滴速过慢或冲洗液滴完造成干吸导致腹腔组织出血。负压过大容易吸附导管周围组织导致出血；因引流管与窦道组织摩擦或负压吸引力过大，容易造成组织出血，因此应妥善固定双套管，减少引流管与窦道组织的摩擦。治疗护理工作不当也可引起出血，换药时移动双套管、患者翻身时腹腔双套管与窦道组织摩擦等均可引起双套管出血。患者躁动或活动剧烈也可导致出血。若引流液为淡红色，提示可能是负压过大或冲洗液滴速过慢，可适当减小负压和加快冲洗速度。遇活动性出血时，吸引液呈鲜红色，立即减小或停止负压，可以腹腔局部加重止血，必要时行手术治疗止血，及时排除腹腔内出血，遵医嘱使用止血药。根据引流液的不同性质、冲洗目的等调整冲洗液的滴速。一般每24 h的冲洗液总量为2 500 ～ 5 000 ml（25 ～ 50gtt/min），过慢会造成干吸，导致出血和坏死组织等异物干结从而堵管致引流不畅。

（5）引流效果不佳

患者体位、腹腔双套管放置位置不佳、负压吸引压力过小、冲洗液滴速过快等均可导致腹腔双套管引流效果不佳。在放置腹腔双套管引流前，充分考虑双套管的工作原理及引流效果，避免腰背部等引流效果不佳部位。生命体征平稳后取斜坡卧位（30°～ 45°）或半坐卧位，每1 ～ 1.5 h变换体位，利于引流。并根据腹腔双套管放置的不同部位，选择左侧或右侧卧位，并经常更换卧位，有利于充分的引流。大量的冲洗液进入腹腔内如未能被及时引流出，起不到腹腔冲洗引

117

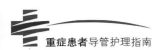

流的效果，积聚在腹腔内反而增加感染的机会，甚至会使腹膜吸收过多的冲洗液导致急性充血性心力衰竭。因此，冲洗液的量主要以能顺利吸出引流物为宜，引流液黏稠时负压过小起不到吸引作用，可适当增大负压，同时加大滴入水的速度，以稀释稠厚的液体。准确观察记录引流液的颜色、性质，每天记录冲洗液和引流液的量，冲洗液的量大于引流液的量，证明负压引流效果不佳，大量的冲洗液进入腹腔；冲洗液的量小于引流液的量，证明机体丢失量过多（包括消化液、坏死组织、消化道废弃物等），可以指导患者的水、电解质等液体平衡治疗。

（6）引流管口周围皮肤糜烂

引流效果不佳，皮肤长时间浸泡在潮湿的环境中，消化液、消化道瘘出物等腐蚀所致皮肤糜烂。加强伤口周围皮肤管理。双套管皮肤切口处每日换药2次，保持引流管周围皮肤干燥，敷料潮湿及时更换；引流管周围皮肤被侵蚀用氧化锌软膏涂抹、紫外线灯照射或在导管周围喷射皮肤黏膜无痛保护剂。以防引流液对周围皮肤造成腐蚀，保持引流管口周围皮肤干燥，不利于细菌繁殖。

八、脑室引流管

1. 概念

脑室持续引流术是经颅骨钻孔行脑室穿刺后或在开颅手术中，将带有数个侧孔的引流管前端置于脑室内，末端外接一无菌引流袋，将脑脊液引出体外的一项技术，是神经外科常用的急救手段。脑室引流管通常引流的部位为侧脑室前角（额角处），因该处脑室较大，易于插管，平卧时不至于压迫引流管，也可以从枕部穿刺侧脑室三角部插管引流，但仰卧时易使引流管受压，且患者不舒服。

118

2. 适应证

① 颅内高压，可作为紧急减压抢救措施；

② 脑室内积血，穿刺引流可减轻脑室反应及防止脑室系统梗阻；

③ 引流炎性脑脊液，局部用药；

④ 需较长时间测定脑室内压力者；

⑤脑积水，各种分流手术；

⑥脑室造影。

3. 禁忌证

①硬脑膜下积脓或脑脓肿患者，脑室穿刺可使感染向脑内扩散，且有脓肿破入脑室的危险。

②脑血管畸形，特别是巨大或高流量型或位于侧脑室附近的血管畸形患者，脑室穿刺可引起出血。

③弥散性脑肿胀或脑水肿，脑室受压缩小者，穿刺困难，引流也很难奏效。

④严重颅内压升高，视力低于 0.1 者，穿刺需谨慎，因突然减压有失明危险。

4. 固定方法

放入脑室引流管后使用外科缝线法将引流管与头皮缝合固定，包扎后在骨科垫外用 3 cm×3 cm 的胶布二次固定于敷料上，引流瓶固定于床边输液架高度要适当，一般引流管固定于脑室水平上 15 ～ 20 cm 比较适宜（图 4.44，图 4.45）。

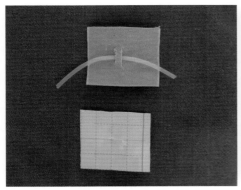

图 4.44 脑室引流管固定胶布

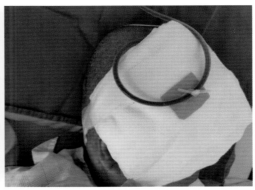

图 4.45 脑室引流管的固定

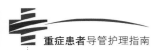

5. 日常护理

（1）术前护理

医生确定手术时间后，术前为患者术区备皮（剃头），预防感染。对于清醒患者解释手术放置引流管的重要性、目的及意义，做好患者及家属的思想工作，以减轻焦虑、恐惧情绪，帮助患者树立战胜疾病的信心。遵医嘱做好各项常规化验和检查，术前给予留置导尿，配血并做好药物试验。

（2）术后护理

① 病情观察：术后至少 24 h 内每隔 30 ～ 60 min 密切观察患者的意识状态、瞳孔大小及对光反射，体温、呼吸、脉搏、血压、颅内压、24 小时出入量，以及有无恶心、呕吐等情况，并及时准确记录。

② 体位护理：患者绝对卧床休息，床头抬高 15° ～ 30°，以利静脉回流，降低颅内压。如出现脑脊液漏时，应取平卧位或头高位，头偏向患侧，以利于引流及漏口粘连封闭。昏迷病人取平卧位且头偏向一侧或侧卧位，以利于口腔和呼吸道分泌物的引流，保持呼吸道通畅。

③ 伤口及敷料的护理：由于头发的生长及头皮分泌较多脂性分泌物容易污染伤口，应每 1 天或 2 天更换伤口敷料 1 次，并定时剃去伤口周围的头发，以便于消毒伤口及贴胶布。术后定时观察敷料的情况，如敷料被血渗湿或异常潮湿，有脑脊液外渗的可能，应及时报告医生。

④ 观察脑脊液的颜色：颅内压骤降或骤升都会增加颅内出血的危险，双侧脑室持续冲洗及引流均易引起颅内压的改变，密切观察脑室引流液的颜色很重要。颅内感染时病人脑脊液大部分混浊、微黄，但若引流出血性脑脊液，可能是颅内出血，应立即通知医生处理。若发现脑脊液混浊呈毛玻璃状、有絮状物伴发热、颈项强直，提示有颅内感染的可能。

⑤ 控制引流速度及量：脑室引流早期要特别注意引流速度，切忌过多过快。伴有脑积水者，可因快速引出大量脑脊液，使脑室塌陷，在硬脑膜与脑或颅骨内板之间产生负压吸附力，引起硬脑膜下或硬脑膜外血肿；脑室系统肿瘤者，可因一侧脑室的突然减压，使脑室系统压力不平衡，引起肿瘤内出血；后颅窝占位性病变者，可因幕上压力突然减低，诱发小脑中央叶向上疝入小脑幕切迹。因此，引流量应控制在每日 500 ml 以内，如有引起脑脊液分泌增多的因素（如颅内感染），引流量可适当增加，同时注意预防水、电解质失衡。

⑥ 保持引流通畅：避免引流管受压、扭曲、成角、折叠，如无脑脊液流出，应查明原因，给予处理。

常见原因：

◆颅内压过低：若将引流瓶放低，有脑脊液流出则可证实，应将引流瓶放回原位即可。

◆管口吸附于脑室壁：试将引流管轻轻旋转，即可有脑脊液流出。

◆小血块或挫碎的脑组织堵塞：可在消毒后试用无菌注射器轻轻抽吸，切不可高压注入液体冲洗，以防管内堵塞物冲入脑室系统狭窄处，导致脑脊液循环受阻。

◆引流管位置不当：应请医生确认（摄X线片），调整引流管的位置，直到有脑脊液流出后重新固定。

⑦ 妥善固定并防止脱出：引流管固定于脑室水平上15～20 cm比较适宜。引流管位置过高，使引流压力差减小，不利于引流；相反，脑脊液引流过快，会引起头痛、呕吐，严重时可诱发颅内出血或血肿形成。应定期检查引流管连接是否紧密，保持引流管无菌，脑室引流管需留有足够长度，防止病人突然活动头部时脱出。搬运患者时，注意防止引流管牵拉、滑脱，并暂时夹闭引流开关，固定好引流袋，待回病房固定好引流袋高度后再开放引流管开关，以防止引流液逆流。意识不清或躁动患者及小儿应适当肢体约束，夜间更应加强巡视。

⑧ 基础护理：病房每日通风2次或3次，保持室内空气清新；责任护士通过多方式、多渠道向护工及家属进行卫生宣教，宣教有关院内感染知识，限制陪床及探视人员次数，减少外来感染机会；按时给患者翻身叩背，保持床单位清洁，避免皮肤损伤，预防肺部感染和压疮的发生；病人由于严重创伤、高热等因素使机体处于高代谢状态，体内能量消耗大、内环境紊乱、免疫功能受损，保证营养对预防感染至关重要，应加强营养。昏迷者早期留置胃管补充营养，保证足够的热量、蛋白质、维生素和水的摄入，提高患者自身免疫力，增强抗病能力；同时做好口腔护理，预防真菌感染。

⑨ 并发症护理

脑疝：密切观察患者意识、瞳孔及生命体征的变化，如出现昏迷进行性加深、血压居高不下、反复癫痫发作、呕吐、烦躁、鼾声呼吸加重，均提示可能为脑疝先兆。如病情继续加重，并出现一侧瞳孔忽大忽小或先缩小后散大，对光反射迟

121

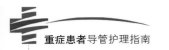
钝并逐渐消失，即提示发生了脑疝；保持引流管通畅、降低颅内压是防止脑疝形成的关键。

再出血：术后血压回升过快，持续高血压、高颅内压或低颅内压，剧烈呕吐，情绪激动，烦躁，癫痫发作，用力排便等，均可导致颅内再出血。主要表现为突然意识障碍加重、头痛、呕吐、引流管流出新鲜血液等。因此，术后 3 天内严密观察患者意识、瞳孔，尤其是血压的动态变化，嘱经口进食的患者多食粗纤维食物，保持大便通畅。

脑室感染：护理操作时应严格遵守无菌操作原则，保持引流管无菌。每个连接处用三通接头，无菌纱布包扎，保持引流管处伤口敷料干燥，发现潮湿及时更换。脑脊液是一种营养丰富的培养基，更换引流瓶时需严格无菌操作，用碘伏消毒接头处，保持排气管在上面，引流管出口在下面，避免脑脊液由排气管倒流出引流瓶外。

中枢性高热：中枢性高热与脑室出血后脑水肿压迫或下丘脑体温调节中枢功能紊乱有关，表现为突然持续性高热，体温一般在 39 ～ 41℃，甚至达到 42℃，皮肤干燥无汗，用抗生素治疗无效，常规的物理降温与药物降温效果也欠佳。对于术后病情较重或发病时即昏迷的患者，早期给予冰帽控制脑部温度，使脑温控制在 28 ～ 30℃（测量肛温，腋温较肛温低 4℃），以降低脑细胞代谢和氧耗，防止或减轻脑水肿。当体温超过 38℃时，同时在颈部、腋下、腹股沟大血管处放置冰袋，或用 32 ～ 36℃温水擦浴，必要时遵医嘱应用控温冰毯亚低温疗法，或实行人工冬眠控制中枢性高热。注意做好基础护理，及时补充水分、电解质，加强营养。

颅内积气：颅内积气的原因主要与短期内引流出大量脑脊液造成低颅压，或颅内的负压使引流管内气体逆行流入有关，也可能在注入尿激酶等药物或冲洗脑室时操作不当使气体误入。积气较少的患者可自行吸收，积气较多者可造成较大危害。因此，引流装置要始终保持密闭、无菌、通畅，各接口要衔接牢固。引流通畅时，要使引流管保持在侧脑室水平上 15 ～ 20 cm，防止引流过度。如引流管近端有较多气体时，可先关闭引流管，再由近端向远端轻轻挤压，使气体离开引流管近端。

6. 意外处理

意外滑脱：用无菌纱布压迫伤口处，通知医生，根据病情及引流量决定是否重新置管。

导管堵塞：由近端向远端挤压导管，必要时通知医生使用生理盐水或尿激酶等冲洗。

切口渗液渗血：及时通知医生给予伤口换药。

颅内积气：如引流管近端有较多气体时，可先关闭引流管，再由近端向远端轻轻挤压，使气体离开引流管近端。

九、硬膜下引流管

1. 概念

急性和亚急性硬膜下血肿：脑实质损伤较重，原发性昏迷时间延长，少有"中间清醒期"，颅内压增高和脑疝症状多在 1～3 日内进行性加重。

慢性硬膜下血肿 (chronic subdural hematoma, CSDH) 指硬脑膜下的血肿形成已有 3 周以上，成人患者中以老年人多见，外伤与发病相关，但大部分患者可无明确的外伤病史。血肿呈扩张性增大，可引起颅内压增高，出现高级智能减退、颅高压、失语、偏瘫等局灶性神经功能障碍症状。慢性硬膜下血肿占硬膜下血肿的 25%，约占颅内血肿的 10%，是神经外科的常见疾病。

硬膜下血肿手术后放置的引流管即为硬膜下引流管。

2. 适应证

一旦确诊，原则上行手术治疗，行开颅血肿清除术并彻底止血，慢性硬膜下血肿若已形成完整包膜且有明显症状者，可采用颅骨钻孔引流术，引流管引流。

3. 禁忌证

（1）颅内血肿较少；

（2）患者无意识障碍和颅内压增高症状，或症状已明显好转；

保守治疗期间，一旦出现颅内压进行增高、局灶性脑损害、脑疝早期症状，应紧急手术。

4. 固定方法

将引流管妥善固定，减少引流管的移动和脱落，能有效预防感染的发生。

要求：牢固、美观、舒适、清洁、通畅。

（1）医用胶布联合固定

具体方法：取医用胶布一段，环绕伤口附近处的引流管 1 ~ 2 圈，剩余胶布粘贴于无菌骨科垫上，或直接粘贴于头皮即可（图 4.46）。

（2）无菌骨科垫 + 透气型宽胶布

具体方法：取 10 cm×7 cm 透气型宽胶布，然后横向对折，在两边各 3 cm 处剪开 0.5 cm，调整好引流管位置，在骨科垫上方横向粘贴，取一长度为 5 ~ 10 cm 的线穿过剪开口处，注意勿过紧过松（图 4.47、图 4.48）。

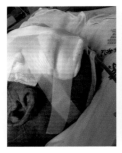
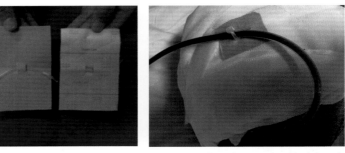

图 4.46　医用胶布联合固定　　图 4.47　透气型宽胶布　　图 4.48　无菌骨科垫 + 透气型宽胶布固定

5. 日常护理

（1）常规护理

患者入院后常规入院介绍，协助医生完善相关术前检查及术前准备。术后监测生命体征，严密观察病情变化。

（2）心理护理

责任护士多深入病房与患者及家属沟通，介绍疾病的治疗过程及预后情况，缓解其对手术的恐惧感。术后坚定患者的治疗信心，减轻不安全感，提高其医嘱遵从性和护理依从性。

（3）引流管特殊护理

术后保持引流管通畅，避免打折、受压、脱落、弯曲。连接普通引流袋，更换引流袋时注意无菌操作，保持引流管密闭，防止逆行感染。通过调整血肿腔引流高度的方法控制引流量，开始高于血肿腔 10～15 cm，以后每 4～6 h 放低 5 cm，直至最佳位置。术后 48～72 h 引流液逐渐减少并转清，复查头颅 CT 提示血肿基本引流完毕、脑组织逐渐膨胀复位后予以拔管。

（4）饮食营养护理

入院时告知家属注意饮食卫生，调整饮食结构，给予高蛋白、高热量、高维生素饮食，提高手术耐受能力。术后继续予以高蛋白、高热量、高维生素饮食，并流质－半流质－正常饮食逐步过渡。对于糖尿病患者给出合理的个性化饮食方案，预防高血糖及低血糖引起的继发性损害。

（5）卧床及体位护理

CSDH 患者术后需至少卧床 48～72 h，且患者年龄均较大，故应术前指导患者进行卧床进食及大小便练习，以防术后出现排便困难。指导患者深呼吸及有效咳嗽锻炼，以增大肺活量，促进痰液排出，从而减少肺部感染等并发症的发生。预防压疮，按时翻身，一般每 2 h 翻身 1 次；对于明显消瘦患者，可每小时翻身 1 次；协助患者变换卧位后，采用软枕或表面支撑性产品（如：R 型垫）在身体空隙处；使用减压敷料及减压床垫；密切观察患者皮肤情况，及时发现皮肤的红肿、缺血表现并及时处理。

（6）拔管护理

护理人员需要根据患者的病情，适当调整患者的插管时间，在拔管前 24 h 将引流管的引流夹关闭，并密切关注患者的生命体征，在拔管前需要夹紧引流管，防止出现引流液逆流的现象。拔管之后，观察患者的生命体征，如果没有出现异常，可以遵医嘱准备出院；如果患者的病情有异常，告知医生并采取相应的处理。

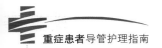

6. 意外处理

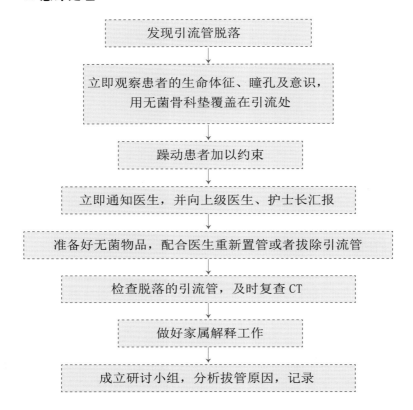

发现引流管脱落

立即观察患者的生命体征、瞳孔及意识，用无菌骨科垫覆盖在引流处

躁动患者加以约束

立即通知医生，并向上级医生、护士长汇报

准备好无菌物品，配合医生重新置管或者拔除引流管

检查脱落的引流管，及时复查 CT

做好家属解释工作

成立研讨小组，分析拔管原因，记录

十、腰椎穿刺引流管

1. 概念

腰椎穿刺术（简称腰穿）是指经腰 3- 腰 4 或腰 4- 腰 5 间隙穿刺，将蛛网膜下隙引流管前端置于蛛网膜下隙内，末端接无菌引流装置，将脑脊液引流出体外的一种技术手段。腰椎穿刺的目的是测定脑脊液压力，有效控制颅内压；检查脑脊液成分，以明确疾病诊断和指导临床治疗；引流部分脑脊液，以控制颅内感染，促进脑脊液的循环和吸收，减轻脑积水和脑梗死的发生，也是神经外科常见的检查方法之一，对神经系统疾病的诊断和治疗具有重要价值。

2. 适应证

① 蛛网膜下腔出血或积血、脑脊液呈血性者；

② 各种脑脊液耳鼻漏、切口漏者；

③ 颅内感染者。

3. 禁忌证

① 颅内病变伴明显颅内高压已有脑疝先兆者；

② 穿刺部位皮肤或软组织感染者；

③ 穿刺部位腰椎畸形或骨质破坏者；

④ 全身严重感染、休克者；

⑤ 病情危重、呼吸循环衰竭者；

⑥ 高颈段脊髓压迫性病变，脊髓功能完全丧失者；

⑦ 躁动不安、不合作者；

⑧ 脑脊液循环通路梗阻原因未去除者。

4. 固定方法

① 统一固定材料：穿刺点上方用无菌纱布 5 cm×5 cm 覆盖后用一张 10 cm×5 cm 敷料粘贴。

② 白色引流管沿脊柱方向逆行至平肩胛骨弧形固定，统一用自制凸形敷贴。

③ 三通处用无菌纱布包裹，并用治疗巾覆盖，平放在床边（图 4.49 ～ 图 4.51）。

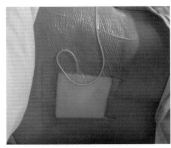 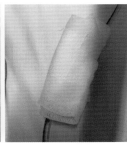 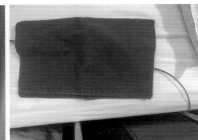

图 4.49　穿刺点固定　　图 4.50　无菌纱布包裹　图 4.51　治疗中覆盖
　　　　　　　　　　　　　　　三通

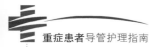

5. 脑脊液倾倒流程

要点与说明	操作流程
（1）评估 了解患者意识状态及引流袋的位置，保持环境安静舒适整洁。	
（2）操作前准备 备齐用物，洗手，戴口罩。	
（3）操作过程 ① 推车至床旁，与患者交流。	
② 仔细观察脑脊液的量、颜色、性状，测量高度并记录。	
③ 准备胶布，夹闭引流管。	

128

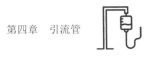

要点与说明	操作流程
④ 打开治疗盘，戴无菌手套。	
⑤ 消毒引流口及引流口周围管道。	
⑥ 将引流袋内脑脊液倾倒干净。	
⑦ 观察脑脊液的颜色、量及性状。	
⑧ 再次消毒引流口及封帽口，脱手套。	

129

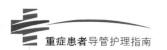

要点与说明	操作流程
⑨ 正确放置引流袋，打开引流管，观察脑脊液是否通畅及流速。	
（4）操作后 洗手，整理用物，记录脑脊液的颜色、量及性状，安置患者。	

6. 日常护理

（1）术前护理

① 心理护理：向患者家属说明治疗的目的、重要性及置管后的注意事项，消除患者紧张心理，取得术中的密切配合。

② 病情观察：协助患者全面体检，以排除腰穿禁忌证，必要时行颅脑影像学检查，不可盲目做腰穿。

③ 环境准备：保持病房清洁、干净，尽量减少人员走动，禁止卫生清理工作。

④ 患者准备：协助医生准备好用物，协助患者摆好去枕弓背屈膝卧位，对于躁动或不合作者使用约束带约束，必要时使用镇静药。

（2）术中护理

严密观察患者的意识、瞳孔、肌力及生命体征的变化，若出现瞳孔不等大或同时缩小、对光反射迟钝或消失、意识不清、呼吸不规则等，提示脑疝的形成，应立即停止操作，并采取相应的抢救措施。

（3）术后护理

① 病情观察：严密观察患者意识、瞳孔、生命体征及肢体活动情况，注意患者有无恶心、呕吐、头痛等病情变化。在临床病情观察中，通过体位变化，正确区分颅内高压与颅内低压性头痛。

② 体位护理：术后 4～6 h 取去枕平卧位或侧卧位，以防伤口脑脊液漏引起头痛。6 h 过后，可抬高床头 15°～30°，利于引流液的引流，不可随意调节床头高度。

③ 引流管的护理：保持引流管的通畅，妥善固定引流管，防止引流管折叠、扭曲、脱出，在搬动患者、更换体位后，护士确定引流管通畅后方可离开。

观察脑脊液的性质和颜色。正常脑脊液无色透明；蛛网膜下腔出血者，脑脊液混有血液，一般引流 3～4 天，引流液逐渐变淡；颅内感染者，脑脊液颜色较深、黏稠或有絮状物，通过引流或抗感染治疗后，脑脊液逐渐清亮，说明治疗有效；若脑脊液突然变浑浊或出现大量血液时，表明患者病情变化，应立即报告医生，及时处理。

④ 控制脑脊液量和流速：腰穿持续引流管要持续匀速外流，引流袋放置应低于脑脊髓平面 20 cm 为宜，根据患者的病因控制流速，一般以 2～5 滴/分为宜，避免发生外渗或不通。脑脊液引流量每天控制在 300～400 ml，嘱咐患者及家属不可随意调节高度，当患者改变体位、头部高度发生改变时应重新调节高度。每日及时倾倒脑脊液，记录脑脊液的颜色、量及性状。

⑤ 拔管护理：当引流出的脑脊液颜色转清，脑脊液常规示红细胞、白细胞、蛋白质基本正常即可拔管。

拔管前试行反复屏气、压颈实验等增加颅内压的措施，证实无脑脊液外漏，并夹管 24～48 h，同时密切观察患者意识、瞳孔、生命体征及肢体活动的情况，无异常即可拔管。

⑥ 并发症观察及护理

颅内感染：腰穿引流管放置时间一般为 7～12 d，如放置时间过长或未严格执行无菌操作原则，易造成颅内感染，表现为发热、头痛、引流管中有絮状物。护理过程中严密观察患者的体温变化，观察脑脊液的颜色、量、性状，倾倒脑脊液时严格无菌操作，保持病区环境整洁，限制人员探视。

131

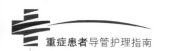
低颅压：低颅压主要是脑脊液引流速度过快或引流量过多而引起。患者表现为出现持续性的头痛，应立即平卧，夹闭引流管或抬高引流袋的高度，待症状缓解后再调整引流袋高度和引流速度。

颅内出血：腰穿引流速度过快、过多时，可造成颅内压突然降低，桥静脉撕裂引起出血。护理过程中，要严密观察脑脊液的颜色及量。若发现引流量突然增多，颜色为鲜红色，考虑颅内出血，要及时报告医生处理，同时严密观察患者的意识、瞳孔及生命体征的变化，以防脑疝的形成。

7. 腰穿意外滑脱处理

① 保持镇静，立即观察患者的意识、瞳孔及生命体征，用无菌骨科垫覆盖在引流口处；

② 躁动患者用约束带加以约束；

③ 通知值班医生，同时向上级医师、护士长及科主任汇报；

④ 备好腰穿包、无菌手套及消毒物品，配合医生重新置管；

⑤ 检查脱落的引流管是否完整，记录引流管置入体腔的长度及处理方法；

⑥ 及时复查 CT；

⑦ 做好家属解释工作；

⑧ 科室进行研讨，分析拔管原因；

十一、负压封闭（VSD）引流管

1. 概念

负压封闭引流技术（vacuum sealing drainage，VSD）以引流管与医用泡沫敷料作为创面的中介，用半透膜封闭能使创面与外界隔绝，防止污染，保持持续的负压。通过负压的作用，能增加创面血液供应，促进愈合加速，而这种方法使用的引流管称为 VSD 引流管。

2. 适应证

① 急性 / 外伤性伤口 / Ⅱ度烧伤；

② 开裂的伤口；

③ 压疮；

④ 糖尿病足溃疡；

⑤ 慢性伤口；

⑥ 皮瓣；

⑦ 腹部伤口；

⑧ 肠瘘。

3. 禁忌证

VSD 治疗系统中的辅料禁止与暴露的血管、吻合部位、器官或神经接触。

VSD 治疗系统禁忌用于以下患者：

① 伤口中存在恶性肿瘤；

② 未接受治疗的骨髓炎；

③ 非肠道性、未经探查的瘘；

④ 具有焦痂的坏死组织。

4. 固定方法

由专业临床医生用透明贴膜固定完毕后，遵导管固定常规进行二次固定。

5. 日常护理

（1）健康宣教

告知患者及陪护 VSD 引流的目的及注意事项，注意保护引流系统，不要牵拉管道、随意调节参数，以保证治疗持续有效。一次负压密闭引流可维持有效引流 5 ～ 7 天，一般在 7 天后拔除或更换。

（2）保持引流有效

① 负压源压力合适；② VSD 敷料塌陷；③ 引流管管型存在；④ 无大量新鲜血液被吸出。

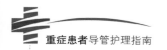

（3）封闭持续负压的观察和护理

① 保持创面持续有效的负压是引流及治疗成功的关键，也是护理的重点内容。首先要确保压力合适；其次要确保各管道通畅，紧密连接，并妥善固定引流管。引流不畅可用 20 ml 注射器向外抽吸或用生理盐水 10 ～ 20 ml 冲洗管道，必要时更换引流管。

② 负压瓶的位置要低于创面，有利于引流。

③ 注意观察引流液性状、颜色及量，应根据情况及时调节负压参数。

④ 易压迫的部位，如背部、骶尾部等处，应经常更换患者体位，用垫圈、被子等将其垫高、悬空，防止引流管被压迫或折叠而阻断负压源。

6. 意外处理

（1）创面填充敷料干结变硬

原因：① 密封不严，有漏气；② 创面渗液被吸净。

处理措施：注入适量生理盐水使敷料重新变软，接通负压，封闭漏气。

常见漏气部位：引流管后外固定架系膜处、皮肤皱褶处、三通连接处等无需处理。

（2）引流管堵塞

原因：① 术后未及时连接负压；② 引流物黏稠、有凝血块。

处理措施：充分做好物品准备，术后立即接通负压，生理盐水浸泡引流物，必要时更换 VSD 材料。

（3）填充材料鼓起、看不见管型

原因：① 引流管压迫、折叠；② 负压源异常；③ 引流管管路密封不严。

处理措施：加强健康宣教，注意保护引流装置，妥善固定，调整负压参数，更换中心负压表，具体原因具体处理。

（4）其他

出血：使用适当负压引流，术中尽量减少手术创伤，彻底充分止血，术后避免使用抗凝药物。

感染：术中彻底清创，严格无菌操作，重新消毒，更换新的引流系统。

十二、颈内静脉肝内分流 (TIPS) 引流管

1. 概念

颈内静脉肝内门腔分流术（transjugular intrahepatic portosystemic shunt，TIPS）是指经颈内静脉插管至肝静脉后，穿刺肝实质至肝内门静脉分支，将可扩张的金属支架植入后建立肝内门静脉与下腔静脉之间的分流道，以使整个肝外静脉系区域的压力显著降低，从而达到治疗胃食管静脉曲张破裂出血和腹水等门静脉高压等并发症的手术，所留置的导管为颈内静脉肝内门腔分流引流管，还可应用于 Budd-Chiari 综合征和难治性肝性胸腔积液等。

2. 适应证

① 食管静脉曲张出血；

② 胃静脉曲张出血；

③ 顽固性腹水；

④ 顽固性肝性胸腔积液；

⑤ 肝肺综合征；

⑥ 肝肾综合征；

⑦ 门静脉血栓形成。

3. 禁忌证

① 严重右心功能不全；

② 严重肝功能不全；

③ 慢性肝性脑病；

④ 严重心肾功能障碍等。

135

4. 手术过程

（1）用物准备 TIPS 穿刺套装。	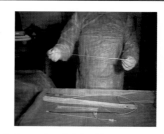
（2）血管入路 TIPS 操作入路一般选择右侧颈内静脉，可以提供较直顺的路径，有利于操作。必要时可在超声引导下穿刺颈内静脉。右侧颈内静脉阻塞或穿刺不顺利时也可选择左侧颈内静脉、右侧颈外静脉或锁骨下静脉入路。	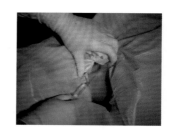
（3） 肝静脉插管 将球囊导管插入肝静脉，测定肝静脉压力梯度（HVPG）以明确诊断。将 TIPS 套件引入肝静脉，一般选择肝右或肝中静脉，肝左静脉较小且几乎与下腔静脉垂直，一般不选用。肝静脉造影确认位置，交换球囊导管或以导管楔入肝实质，行 CO_2 造影有助于了解门静脉解剖。	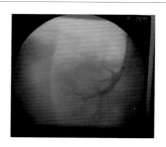
（4）门静脉穿刺 门静脉右支一般位于肝右静脉前方，肝中静脉后方；而门静脉左支则位于肝中静脉前方，肝左静脉后方。依据术前影像学资料或术中 CO_2 造影引导门静脉穿刺，穿刺靶点宜选择门静脉分叉 2 cm 以内的肝内门静脉分支。导管回抽门静脉血后注入少许造影剂，明确穿刺位置，引入导丝交换导管，门静脉造影并测量门静脉压力，计算门静脉压力梯度（PPG）。	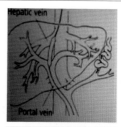 使用球囊导管扩张穿刺道 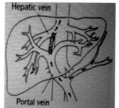 支架置入后血流经支架回流入下腔静脉

（5）支架置入 门静脉造影后，选择长度 4～8 cm，直径 8～10 mm 的球囊导管，扩张肝内分流道。扩张时球囊上 2 个凹陷（压迹）代表肝静脉和门静脉距离，即分流道的长度，置入直径 8～10 mm 的聚四氟乙烯覆膜支架，支架静脉端应延续至肝静脉与下腔静脉汇合处。支架植入后再次行门静脉造影并测量 TIPS 后 PPG。一般推荐术后 PPG ＜ 12 mmHg（133kPa）或较基线值下降 25%。	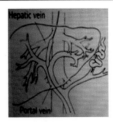 使用球囊导管扩张穿刺道 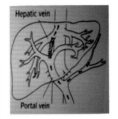 支架置入后血流经支架回流入下腔静脉
（6）再次造影，确定导管位置。	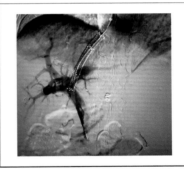

5. 换药方法及固定方法

　　术后医生常采用无菌纱布改良覆盖法，使用弹力绷带对穿刺处进行包扎、固定 24 h。

6. 日常护理

（1）饮食护理

　　TIPS 术后患者应注意饮食搭配，术后 24 h 应多饮水，促进造影剂排出，应避免食用坚硬和刺激性较强的食物，减少对消化道静脉壁的损伤，蛋白饮食摄入量应维持在患者所能承受的范围，过量及摄入不足均可导致相关的并发症。

（2）应用抗凝剂的护理

　　TIPS 术后患者为保持人工通道的通畅，预防分流道内血栓的形成，抗凝剂

137

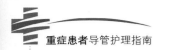

的使用是非常重要的，患者术后连续 7d 使用肝素静脉维持泵入，即每日 1 次 500 ml 生理盐水加肝素 12 500 U 静脉持续泵入 24 h。用药期间应严密观察不良反应及有无出血倾向，严格掌握用量及静脉泵的速度，如有异常及时告知医生。

7. 意外处理

最为常见的术后并发症是肝性脑病、分流道或支架梗阻，以及急性右心衰竭、急性肝衰竭、溶血性贫血及手术感染等。

（1）肝性脑病的观察及预防

5%～35% 的患者在 TIPS 术后 1 年内会发生肝性脑病，尤以术后 1 个月内显著提高。荟萃分析显示：术前存在肝性脑病、高龄以及更高的 Child-Pugh 评分或分级是最强的预测 TIPS 术后肝性脑病的发生因素。主要因为有一部分门静脉血不经过肝脏而直接进入腔静脉，肠道所产生的氨等有关物质直接进入人体循环所致，因此术后一定要注意观察有无肝昏迷征象，应派专人看护。同时，做好饮食的宣教，术后 7d 要对蛋白质的摄入量进行限制，确保患者保持大便通畅，必要时可给予食醋灌肠，以减少氨的产生。

（2）分流道狭窄和闭塞的观察

TIPS 分流道狭窄和闭塞可发生于术后的任何时间，是 TIPS 术后静脉曲张再出血及腹水复发的主要原因。出现狭窄和闭塞主要是由于置入的内支架长度不够、血栓形成或分流道内内膜过度增生所致，早期发现是治疗的关键，术后应于 7～14 d 即开始监测，主要指标有分流道血流最大速度（正常为 60～220 cm/s）、门静脉主干血流最大速度及方向（正常为 > 30 cm/s、流向肝内），并结合肝脏的整体情况作出判定。术后护理应对有没有出血倾向进行观察，提醒患者不要接触利器，以免造成局部出血或血肿情况发生。

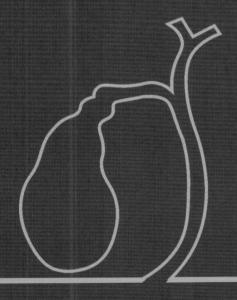

第五章 胆道引流管

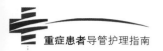

一、鼻胆管

1. 概念

鼻胆管引流术（endoscopic nasobiliary darainge, ENBD）是在十二指肠镜直视下施行的胆管置管引流减压术。在经内镜逆行性胰胆管造影术（endoscopic retrograde cholangio-pancreatography, ERCP）基础上发展而来，ERCP成功后经内镜将引流管插至胆管预定部位，途经十二指肠、胃、食管、咽喉部，从鼻腔引出，由此形成鼻胆管引流。

2. 适应证

（1）原因不明的阻塞性黄疸疑有肝外胆道梗阻者；

（2）疑有各种胆道疾病，如结石、肿瘤、硬化性胆管炎等诊断不明者；

（3）疑有先天性胆道异常或胆囊术后症状再发者；

（4）胰腺疾病；

（5）胰腺肿瘤、慢性胰腺炎、胰腺囊肿等；

（6）胆瘘的预防；

（7）胆管良性狭窄；

（8）胆管结石需灌注药物溶石治疗，硬化性胆管炎行药物灌注治疗，胆管癌的腔内化学治疗等。

3. 禁忌证

（1）严重的心、肺或肾功能不全者；

（2）急性胰腺炎或慢性胰腺炎急性发作者（胆源性除外）；

（3）对碘造影剂过敏，某些不能用抗胆碱药物者；

（4）急性胃炎、急性胆道感染者；

（5）有重度食管静脉曲张并有出血倾向者；

（6）胆总管空肠吻合术后，无法将内窥镜送至吻合处者；

（7）凝血机制障碍及出血性疾病。

4. 置管流程

（1）插镜 按胃镜检查方法插镜迅速通过胃腔、幽门，进入十二指肠降段，此过程应尽量少注气。 （2）找准乳头 变换患者体位，以俯卧位最常用，拉直镜身，调节角度钮，使乳头处于视野左上方，辨认及对准乳头开口，是插管成功的关键。	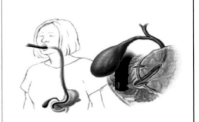
（3）插入导管 经活检孔插入导管，调节角度钮及抬钳器，使导管与乳头开口垂直，将导管插入 1～2 个标记注射造影剂，可同时显示胰管及胆管。	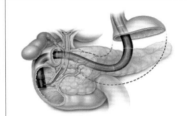
（4）造影 在透视下注射 30% 胆影葡胺 2～3 ml，在荧光屏上见到胰管或胆管显影，可缓慢继续注射造影剂至所需管道显影，主胰管显影约需 4～5 ml，选择性胰管显影应当掌握所用造影剂剂量及注药的压力，不可过多。胆管充盈只需 10～20 ml，胆囊完全显示需 40～60 ml。	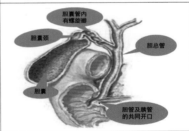
（5）摄片 胰及胆管显像后，拍片 1～2 张，然后退出内镜，再行不同体位拍片。	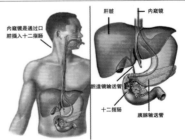

5. 固定方法

　　鼻部固定同鼻胃管，再将多余的鼻胆管绕圈并固定于病人衣服上，在鼻孔处用胶布做一记号，以观察鼻胆管有无脱出，班班交接。

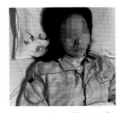

图 5.1　鼻胆管的固定

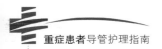

6. 日常护理

① 鼓励病人少量多餐，进低脂、高蛋白、易消化饮食。

② 鼻胆管引流术后患者禁食，口腔细菌易繁殖，口腔护理每天 2～3 次，餐后漱口，以防口腔感染。

③ 术后一般常规禁食 24 h，或根据病情禁食，遵医嘱补液，防止低血糖，第二天血淀粉酶正常，无腹痛、呕吐等症状，进少量温开水无异常，可进流质，以后半流食，逐渐过度到普通低脂饮食。

④ 妥善固定鼻胆管，在鼻孔处用胶布做一记号，以观察鼻胆管有无脱出，鼻胆管外露很长，需绕圈固定于病人衣服上，防止活动时牵拉，向家属及患者讲解保持引流通畅的重要性。

⑤ 鼻胆管接引流袋，避免打折、扭曲，保证引流通畅，引流袋位置低于引流部位，及时倾倒引流液，定期更换引流袋。

⑥ 注意观察引流液的颜色、性质及量，并准确记录，胆汁引流量超过 300 ml，黄疸消退，血清胆红素接近正常，为引流效果满意。

⑦ 病情观察：术后密切观察患者的生命体征，关注患者主诉，观察记录有无腹痛、腹胀、恶心、呕吐及排便等情况。

⑧ 心理护理：鼻胆管经口咽鼻腔引流，常刺激患者引起咽喉不适，易产生紧张焦虑，对患者进行心理疏导，解释鼻胆管引流治疗的意义和优点，消除病人顾虑。

⑨ 警惕胰腺炎、肠穿孔等并发症的出现：如出现腹痛、发热等症状，及时通知医生，遵医嘱用药。

7. 意外处理

① 鼻胆管堵塞：可用稀释的抗生素溶液冲洗疏通，操作时，动作轻柔，避免用力，并严格无菌操作。

② 鼻胆管脱出：可通过透视或造影检查证实，重新置管引流。

③ 出现剧烈腹痛、恶心、呕吐、白细胞增多等症状，患者应禁食，卧床休息，胃肠减压，使用生长抑素及广谱抗生素，定期复查血尿淀粉酶，观察不良反应，给予静脉高营养支持治疗。

④ 出血：迟发性出血可能发生在置管后 48～72 h 内，一旦出现，立即报告

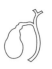

医生，快速补充液体量，应用止血药，做好术前准备。

⑤ 低血糖：定期监测患者血糖，若出现低血糖反应，立即口服或遵医嘱推注葡萄糖溶液。

⑥ 恶心、咽痛：漱口液漱口，保持咽部卫生。

⑦ 若引流液量突然减少（＜100 ml/d），且黏稠伴絮状物，同时出现发热、寒战、黄疸等情况，多怀疑鼻胆管堵塞或脱离引流区，护士应及时通知医生查找原因。

二、胆总管内引流管（"T"管）

1. 概念

胆总管内引流管"T"管是指在肝胆外科手术结束后放置在胆总管内的一根管道，胆管引流是临床中较为常见的治疗肝胆疾病的方法，能够引流患者的胆汁，冲洗患者的管道，防止出现胆道狭窄并控制感染。

2. 适应证

① 有典型胆管炎发作史者，如黄疸、高热及胆绞痛；

② 胆总管明显增厚或扩张；

③ 胆囊炎合并胰腺病变；

④ 胆囊内有多个小结石。

3. 禁忌证

① 急性胆道感染未予控制者；

② 不能耐受麻醉和手术者。

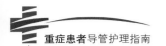
4. 更换"T"管引流袋流程

（1）用物准备 治疗盘、弯盘、碘伏、一次性引流袋、换药碗、止血钳、治疗巾、无菌手套、记录单、生活垃圾桶，医疗垃圾桶，必要时备屏风。	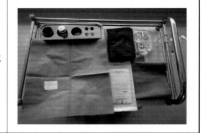
（2）环境评估 安静、整洁、舒适、安全，携用物至床旁，核对患者信息。	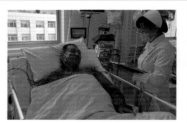
（3）病人取平卧位或半卧位，必要时拉屏风。	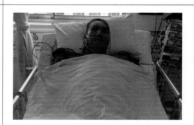
（4）更换导管 ① 将一次性治疗巾垫于患者引流管下方，暴露引流管及腹部。	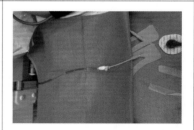
② 用止血钳夹闭引流管近端。	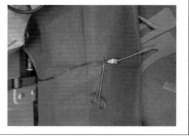

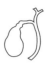

③ 打开一次性引流袋并将其固定在患者床旁。	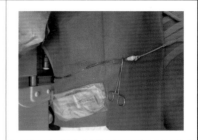
④ 打开弯盘于治疗巾上。	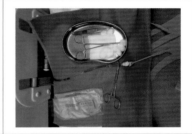
⑤ 戴好无菌手套。	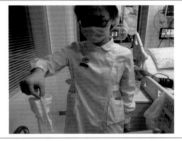
⑥ 取无菌纱布包裹住引流管的连接处，一手捏住引流袋，一手捏住引流袋自接口处分离。	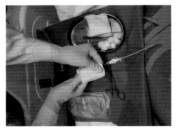
⑦ 上提引流袋前段，使液体流入引流袋内。	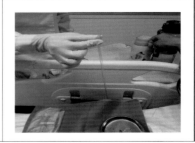

145

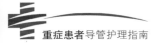

⑧ 取碘伏棉球以螺旋方式消毒引流管管口周围。	
⑨ 与"T"管相连接。	
⑩ 松开止血钳。	
（5）观察引流液是否引流通畅。	
（6）撤去治疗巾，脱手套。	

（7）在引流袋上贴上标签，写明引流液种类、更换日期及时间。	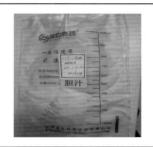
（8）整理记录，垃圾分类，整理床单位。	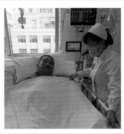
（9）观察引流液是否引流通畅。	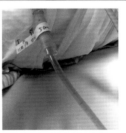

5. 固定方法

螺旋固定法，同腹腔引流管。

6. 日常护理

（1）标识

按照医院导管管理规范，在引流管相应位置粘贴胆道引流管标识，并在患者床头插上"防导管滑脱"标识，对护患双方都有提醒作用，有利于健康教育的连续性，提高患者及家属的满意度。

147

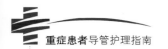

（2）有效引流

采用抗反流引流袋，按照无菌操作要求，每周更换一次，以减少操作感染的机会。注意"T"管不可牵拉、扭曲、受压、打折，以免引流不畅。定期从引流管的近端向远端挤捏，以防被血块或胆泥堵塞。

（3）并发症的观察及护理

① "T"管脱出：护理人员应经常检查引流管的体外部分，检查内容包括"T"管固定处缝线是否松动，管路固定装置是否松脱；告知患者及家属翻身、活动时妥善固定引流管；同时严格做好交接班，按护理分级制度按时巡视患者。

② "T"管堵塞：及时观察记录胆汁引流液的量、颜色、性质，有无沉淀物等。如引流量突然减少或无胆汁流出，提示可能有管腔堵塞，协助医生做好冲洗工作，同时严密观察患者情况，做好相应记录。

③ 胆漏：密切观察患者的生命体征，如果出现发热、腹部压痛、反跳痛等症状，应立即报告医生处理。

④ 拔管：一般"T"管的拔管指征为患者基本恢复健康、无不适、体温正常、黄疸基本消退、"T"管引流出的胆汁颜色正常、引流量逐渐减少至 200 ml/d；对于年老体弱、糖尿病、癌症、有放化疗史、肝硬化腹水、中度以上低蛋白血症及贫血、长期使用激素等的患者，应延迟至 6 周左右拔管；对于没有明显自身因素引起的胆瘘者，术后 4 周左右拔管。拔管前，先试行夹管 1～2 d，夹管期间患者无异常情况，经"T"管造影无异常，在持续开放"T"管 24 h 充分引流造影剂后，再次夹管 2～3 d，患者仍无不适时即可考虑拔管。根据患者病情结合实际情况，住院期间仍不能拔管者，多采用延迟至 6 周左右拔管，一般将"T"管夹闭，带管出院。

7. 延续性护理

带"T"管出院患者的家中自我护理：

① 保护好"T"管，防止牵拉，在"T"管置入处做标记，以便观察导管是否脱出。若不慎拔出，应立即就医，再次插管。

② 引流袋不可提高于切口水平，以免发生引流液倒流入腹腔引起逆行感染，每周更换引流袋两次。

③ 采用淋浴，可用塑料薄膜覆盖引流管处，淋浴后消毒伤口换药，每天在

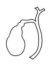

同一时间倾倒引流液，并记录引流液的量、颜色和性状。

④ 保持引流管周围皮肤及切口敷料清洁干燥，每周换药一次，如有渗液应及时换药。

⑤ 避免提举重物或过度活动。

⑥ 尽量穿宽松柔软的衣服。

⑦ 进食低脂饮食，多喝水，避免进食油腻食物及饱餐。

⑧ 术后一个月返院拔管。对于年老体弱、营养不良、体质差者可能需延长数周或数月拔管，应遵医嘱。

⑨ 需行胆道镜取石者，应于术后一个半月返院，取残余结石。

⑩ 注意观察有无寒战、高热、腹痛、黄疸、食欲下降、大便变白，如出现以上症状，及时就诊。

三、 经皮肝穿刺胆道引流（PTCD）导管

1. 概念

经皮肝穿刺胆道引流术（percutaneous transhepatic cholangial drainage，PTCD）是经皮肝穿刺胆道引流，经过 X 线的引导，使用特制的穿刺针，经皮穿入肝内胆管，并在胆道内直接注入造影剂而使肝内外胆管迅速显影，同时通过造影管行胆道引流的手术，所留置的导管为经皮肝穿刺胆道引流管。

2. 适应证

（1）手术不能切除的恶性梗阻性黄疸，如胰腺癌；

（2）原发性胆系恶性肿瘤；

（3）中、晚期肝癌造成的梗阻性黄疸；

（4）肝门区转移性肿瘤、肿大淋巴结压迫胆总管；

（5）各种因素致使行外科手术危险性大，如患年老体弱、心肺功能差，以及手术部位解剖结构复杂、手术难度大等；

（6）外科手术前暂时引流，以改善肝功能及全身情况，降低手术风险，为

149

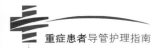
手术做准备，使因肝功能差不能手术者也能达到手术治疗的要求；

（7）术后胆道狭窄；

（8）局部放疗后胆道狭窄；

（9）先天性胆道狭窄。

3. 禁忌证

（1）对造影剂过敏，有严重凝血功能障碍，严重心、肺、肾功能衰竭者；

（2）肝内胆管被肿瘤分隔成多腔，不能引流整个胆管系统者；

（3）疑为肝包虫病者。

4. 换药流程

每天在无菌操作下更换切口敷料，并观察切口周围皮肤情况，导管周围渗出较多的患者可涂抹皮肤保护膜，保护周围皮肤。

5. 固定方法

使用缝线将导管固定于皮肤，再用弹力胶布或真丝胶布以 Ω 法双重固定引流管管鞘，定期更换胶布，出现高热、大汗淋漓的患者应及时更换胶布。	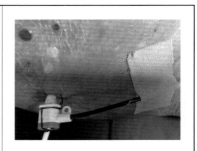

穿刺点周围渗液导管固定方法

① 造口袋的固定 患者取右侧半卧位，用生理盐水清洁 PTCD 管周皮肤后，均匀撒上造口护肤粉，用无菌棉签除去多余浮粉，再涂抹创口皮肤保护膜，接着根据 PTCD 管径裁剪两件式造口袋底盘，所剪孔径大于导管直径 1～2 mm，将底盘与皮肤紧密贴合，沿造口袋上缘裁剪与导管直径相等的小孔，使 PTCD 管刚好能通过，并在穿出部位用透明贴膜或者扎线紧紧捆牢。	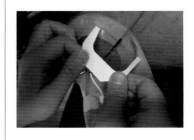

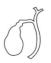

② 引流管管鞘的固定 采用一次性引流管固定器，将 PTCD 引流管管鞘用弹力胶布或真丝胶布以 Ω 法固定于患者腹壁，定期更换胶布。	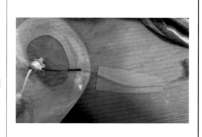

6. 日常护理

（1）术后注意事项

卧床休息 6 h，12 h 内避免剧烈活动和做增加腹压的动作，严密观察患者神志，每 4 h 测量 1 次生命体征，观察患者有无胸闷、胸痛症状及异常的腹部体征，如有异常，及时汇报并处理。

（2）饮食护理

患者术后如无恶心、呕吐即可进食，但应少量多餐，由无脂软食逐渐过渡到低脂普食。患者应多饮水，以冲洗尿液中胆盐淤积。

（3）导管护理

术后引流管应妥善固定于穿刺口，并标识体外引流管长度。引流袋应安置于床旁，并保持其低于引流位置至少 30 cm。每班护士应观察引流管是否通畅，有无打折、弯曲、阻塞、受压等情况，并仔细检查引流管固定情况，当固定胶布稳定性欠佳、穿刺窦道渗液过多等情况导致固定位置改变时，应立即更换敷贴，重新固定引流管。

（4）皮肤护理

每天在无菌操作下更换切口敷料，并观察导管周围皮肤情况。

（5）预防并发症

① 胆汁漏、胆汁性腹膜炎：注意患者有无腹痛、寒战、高热以及腹膜刺激征。

② 胆道感染：预防性使用抗生素，采用术中胆道减压后再造影进行预防，更换引流袋时注意无菌操作。

③ 窦道感染：尽早控制感染灶，积极取样行细菌培养鉴定及药物敏感试验，

151

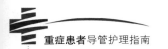

局部正确换药，同时配合敏感抗生素，必要时可行脓肿切开引流。

④ 胆道出血：需造影明确责任血管，再行栓塞止血。术后应密切监测病人腹部体征及血压，给予止血药物，对症处理。

7. 意外处理

（1）堵管

由医生给予生理盐水 20 ～ 50 ml＋庆大霉素 16 万 u 胆道冲洗，冲洗时应缓慢注入，防止动作过猛致胆管内压力增高胆汁逆流入肝内胆管引起胆管感染，同时要观察患者有无腹痛等腹膜炎体征。

（2）引流管移位

当导管移位到肝包膜或者肝外间隙时，患者会感觉强烈的疼痛。若患者出现导管引流不畅、腹痛时，应行 CT 检查确定导管的位置，避免胆汁漏、胆汁性腹膜炎的发生，如果引流管时间较长，或者移位较重甚至脱落，需置换新的引流管。

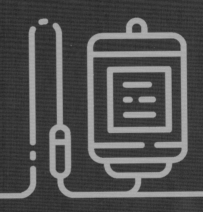

第六章　特殊导管

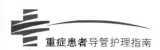

1. 概念

脉波轮廓温度稀释连续心排量（pulse indicator continuous cardiac output, PiCCO）是一项新型微创血流动力学监测技术，其原理是采用热稀释法测量单次的心排出量，并利用动脉压力波型曲线分析技术测量连续的心排出量。与 Swan-Ganz 导管相比，PiCCO 无需置管到肺动脉及肺小动脉，极大地减轻了对人体的损伤，减少和避免了 Swan-Ganz 导管的一系列问题和并发症，且监测全面。

2. 适应证

各种休克、心力衰竭、重度烧伤病人的治疗。

3. 禁忌证

严重的周围血管疾病、股动脉移植术后、穿刺部位严重烧伤或感染、凝血功能障碍等。

4. 置管流程

（1）物品准备 PiCCO 监测仪器一台、 PiCCO 专用导管一副、腔静脉包一个、介入包一个、碘伏、肝素水（肝素钠12500U+NS500 ml），必要时备抢救车、加压输液袋。	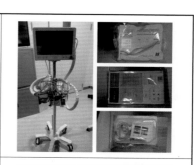
（2）穿刺前准备 ① 医护人员外科手消毒，衣帽整洁，干净； ② 清醒患者知晓配合要点，摆体位（平卧位 + 肩部抬高）； ③ 环境宽敞明亮，适于操作； ④ 基础生命体征稳定。	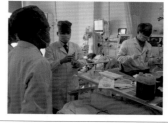

（3）置管部位选择 ① 首先需要建立一条中心静脉通路，并在患者的股动脉放置一条 PiCCO 专用监测导管。 ② 常选择锁骨下中心静脉和股动脉。	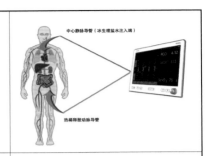
（4）病人取平卧位	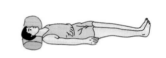
（5）协助医生 协助医生置管前穿一次性手术衣，戴无菌手套，铺无菌手术巾，协助医生进行皮肤消毒，皮肤消毒液为 2% 葡萄糖酸氯己定乙醇溶液。准备好 PiCCO 监测仪、测压装置、冲洗装置，注意观察病人生命体征变化，随时做好抢救准备。置管时督促医生严格执行无菌技术操作原则，遵守最大无菌屏障。置管成功后连接好测压装置、冲洗装置及 PiCCO 监测仪，观察监测仪上波形是否正确，参数是否异常，无特殊情况后妥善固定导管。	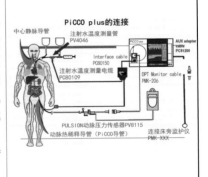

5. 固定方法

　　PiCCO 动脉导管置于股动脉处，病人肢体活动时易带出导管，同时导管末端连接各种导联线，重力作用使导联线牵拉导管使导管脱出。为防止导管脱出，应妥善固定导管。先用无菌敷料均匀放置在穿刺点周围，再用 12 cm×12 cm 透明敷贴固定，固定时采用无张力粘贴，先沿导管捏压塑形，再向四周整片抚平压牢，再用胶布沿导管方向固定，最后贴上时间标签（图 6.1）。

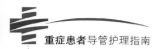

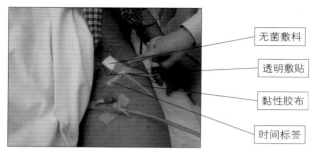

图 6.1　PiCCO 动脉导管固定方法

6. 维护及换药流程

在置管后第 1 个 24 h 进行动脉导管维护，之后视情况每周维护 1 次。

如果穿刺点有渗血，可在穿刺点上方覆盖无菌小纱布吸收渗血，再贴透明敷贴固定，24 h 后再更换。维护过程中严格遵守无菌操作原则，严格执行手卫生，用流动水洗手或速干手消毒剂消毒手待干后方可进行操作。去除透明敷贴和胶布时，用零角度或 180° 角撕除，预防皮肤物理损伤，同时注意防止导管带出，应自远心端向近心端去除敷贴。

冲洗：使用加压袋内装 500 ml 软包装生理盐水持续冲洗导管，保证加压袋内压力维持在 300 mmHg（1mmHg = 0.133kPa），使持续冲洗的速度达到 2 ～ 4 ml/h。冲洗装置悬挂冲洗标识。根据输（血）液器及输液附加装置的更换规定，压力传感器每周更换 1 次，当导管内残留血液时应及时冲洗干净，当导管完整性受损、污染时立即更换。

7. 日常护理

（1）心理护理

对患者或家属进行心理疏导，提高其对 PiCCO 监测的认知，并了解 PiCCO 监测的必要性以及安全性，减轻患者焦虑和家属不良情绪，使其积极配合临床工作。

（2）导管护理

确保接口连接紧密，避免发生导管脱落和漏血情况。加压输液袋维持 300 mmHg 的压力，保持导管内一定压力水平，持续用生理盐水连接压力传感器冲洗管路，避免血液回流堵塞。加强对导管回血、压力情况的观察，并监测患者生命体征和意识变化。保持导管通畅，及时处理污染和受潮敷料。每隔 8 h 进行一次归零，确保压力传感器在腋中线第4肋间，每次体位改变均需重新调零点。监测期间避免调整时间和日期，以免导致日期丢失和数据趋势错误。

（3）病情观察

在置管期间严密监测患者生命体征，在置管成功后每8h对CI等参数进行记录，并记录血压和动脉压情况。严格记录24h出入量和每小时尿量，对容量指标参数进行记录并报告医师，对输液速度进行调整，遵医嘱合理使用血管活性药物。

（4）并发症的预防

因危重休克患者病情危重，免疫力低下，需加强对术后并发症的预防，观察有无下肢静脉回流栓塞和肿胀症状，若有需要立刻进行治疗。在动脉导管置入以及拔除之后局部需用沙袋压迫6～8h，凝血时间延长的患者需延长压迫时间，避免出血血肿。避免弯曲留置动脉导管的肢体，在每次翻身时需保持伸直，观察患者有无下肢血肿形成、下肢皮肤温度和颜色等血运状况，观察足背动脉有无搏动、双下肢有无肿胀，并对腿围进行测量，观察是否对称。

8. 意外处理

PiCCO动脉的拔除导管必须由医生执行，如遇非计划性拔管者，立即压迫穿刺点15 min。压迫后，使用皮肤消毒液消毒待干后，无菌敷料覆盖。如压迫15 min仍有出血者，可用弹力绷带加压包扎，包扎不宜过紧，24h后解除弹力绷带。护士在拔管后注意观察有无渗血、血肿的发生，指导患者避免剧烈活动穿刺侧下肢。

二、动脉测压管

157

1. 概念

将经皮插入桡动脉、肱动脉或股动脉的动脉导管，通过密闭管道的液体与换能感受器的传感反映在监护仪上，显示为有数值的连续波形的测压方式。

2. 适应证

① 休克、血流动力学不稳定或有潜在危险的患者；

② 重症患者、复杂大手术的术中和术后监护患者；

③ 需低温或控制性降血压的患者；

④ 需反复采集动脉血样的患者；

⑤ 需用血管活性药物进行调控的患者；

⑥ 呼吸、心跳停止后复苏的患者。

3. 禁忌证

无绝对禁忌证，相对禁忌证为：

① 严重凝血功能障碍的患者；

② 穿刺部位血管病变和感染的患者。

4. 换药流程

动脉测压管换药目的
（1）保持动脉测压管通畅； （2）清洁和保护穿刺点周围皮肤； （3）避免"二重感染"； （4）防止动脉测压管非计划性拔管。

换药流程
（1）核对 双向核对患者，做好解释沟通工作，取得患者配合。 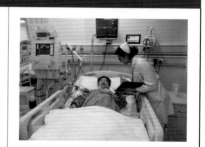

（2）评估患者 评估患者的病情、意识、合作程度、生命体征、动脉测压管位置及其周围皮肤情况。	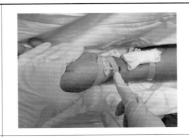
（3）洗手 按七步洗手法洗手或用免洗手消毒液快速手消毒。	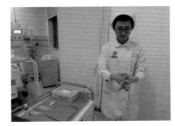
（4）准备用物 换药车上层：换药包（内含碘伏棉球若干）、快速手消毒液、无菌敷贴、长条状胶布（大小各一个）、无菌注射器 20 ml 一支、手套； 换药车下层：生活垃圾桶、医疗垃圾桶。	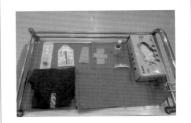
（5）再次核对 携用物至床旁，再次进行双项核对。	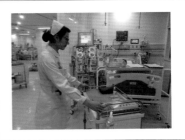
（6）评估环境 评估床旁周围环境是否适合进行动脉测压管换药，患者取合适体位，注意保暖，控制室温 18～24℃；湿度 60%～70%。	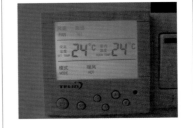

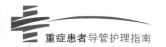
（7）再次洗手、戴口罩、戴手套	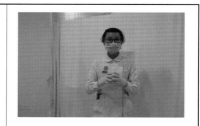
（8）检查动脉测压管是否通畅 可通过监护仪动脉测压参数显示、肝素正压冲洗、无菌注射器回抽动脉测压管查看回血等，来判断动脉测压管是否在位通畅。	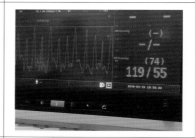
（9）揭开胶布 揭开固定动脉测压管的无菌敷贴和高举平台法的长条状胶布	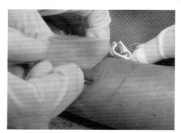
（10）观察 观察动脉测压管穿刺点周围皮肤情况，使用碘伏棉球对动脉测压管穿刺皮肤进行消毒，擦拭直径大于8 cm，3遍以上，待干。	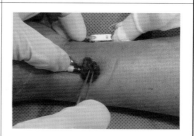
（11）固定 使用无菌敷贴固定，并用抗过敏透气弹性长条状胶布加固	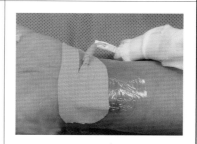

（12）二次固定
再距穿刺点导管 8 cm 处使用长条状胶布进行高举平台法二次固定动脉测压管。

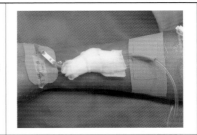

（13）贴导管标识

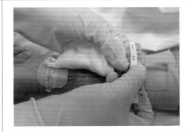

（14）检查导管是否通畅

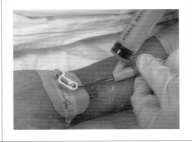

（15）　整理患者床单位

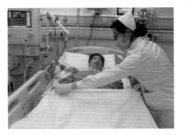

161

（16）宣教
指导患者及家属动脉测压管的护理观察重点。

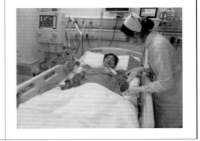

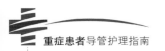
（17）感谢患者配合，再次核对患者	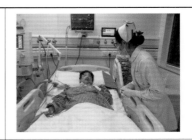
（18）用物处理 严格按照医疗物品处理原则，医疗垃圾放入黄色垃圾袋，生活垃圾放入黑色垃圾袋中。	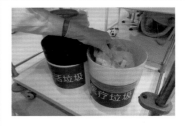
（19）洗手记录 按七步洗手法洗手，记录。	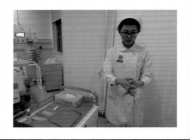

5. 固定方法

（1）无菌敷料贴＋高举平台法

消毒并擦净周围皮肤，在动脉测压管穿刺点处覆盖无菌敷料贴，部分患者再用抗过敏透气弹性长条状胶布进行二次固定，取抗过敏透气弹性胶布，按胶布背面刻度剪出 6 cm×4 cm 和 5 cm×3 cm 胶布 2 块。调整好动脉测压管的松紧度，在离穿刺点 5 cm 处下方皮肤横向贴一条 6 cm×4 cm 的胶布，再将导管置于胶布表面中央，用另一条 5 cm×3 cm 胶布固定于导管之上，两条胶布方向相同，将导管粘牢，并在导管下方将胶布对粘约 0.5 cm，后再将两边粘贴于原先的 6 cm×4 cm 的胶布上，如胶布被污染、卷边、松脱应随时更换（图 6.2、图 6.3）。

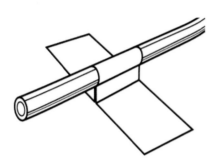

图 6.2　高举平台法胶布

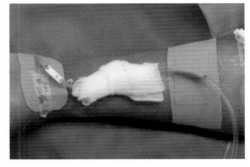

图 6.3　高举平台法固定

（2）无菌敷料贴 + 拇指回绕法（适合桡动脉穿刺动脉测压管）

消毒并擦净周围皮肤，在动脉测压管穿刺点处覆盖无菌敷料贴，部分患者再用抗过敏透气弹性长条状胶布进行二次固定，取抗过敏透气弹性胶布，按胶布背面刻度剪出 8 cm×4 cm 和 5 cm×3 cm 胶布 2 块。将动脉测压管经拇指围绕，调整好动脉测压管的松紧度，在离穿刺点约 5 cm 处下方皮肤横向贴一条 10 cm×4 cm 的胶布，再将导管置于胶布表面中央，用另一条 5 cm×3 cm 胶布固定于导管之上，两条胶布方向相同，将导管粘牢，后粘贴于原先的 8 cm×4 cm 的胶布上，胶布如污染、卷边、松脱随时更换。

（3）无菌敷料贴 + 螺旋法

消毒并擦净周围皮肤，在动脉测压管穿刺点处覆盖无菌敷料贴，部分患者再用抗过敏透气弹性长条状胶布进行二次固定，取抗过敏透气弹性胶布，按胶布背面刻度剪出 14 cm×5 cm 胶布 1 块，沿纵向正中剪开三条至 7 cm 处，中间一条宽 1 cm，边上两条′别为宽 2 cm，修边至美观。在离穿刺点约 5 cm 处下方皮肤用未剪开的 7 cm 端胶布粘贴于导管上方皮肤，将剪开的正中一条 1 cm 宽胶布缠绕于动脉测压管上数周至牢固，胶布末端内折少许，两边的两条并排贴于导管下方的皮肤上。

6. 日常护理

（1）正确固定、标识清晰

消毒并擦净周围皮肤，在动脉测压管穿刺点处覆盖无菌敷料贴，部分患者再用抗过敏透气弹性长条状胶布进行固定，在距穿刺点管道下方约 5 cm 处使用长

163

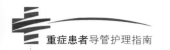

条状胶布进行高举平台法二次固定动脉测压管，每次换药时和必要时更换胶布，以防患者翻身、活动时压迫、扭曲和移动管道；同时预防患者或因护理工作不当引起动脉穿刺管意外脱落。动脉穿刺管理顺后固定并贴标识。

（2）保持导管通畅

使用加压输液袋使动脉测压管内形成正压，整体管道内使用 0.1% 肝素稀释液，防止血液回流引起动脉测压管堵塞，各管道、三通与换能器头之间必须连接紧密，不能有漏气或漏液，以免动脉回血所致动脉堵塞影响测压结果。尽量减少肢体活动，以免管道脱开或扭曲、打折。定期肝素冲管，即每隔 1 小时用 0.1% 肝素稀释液静推 0.5 ml 即可，避免肝素液进入过多或冲洗速度过快，防止局部缺血和疼痛。防气栓：注入冲洗液时，严防气体进入，发现管道内有气泡，及时排除。防血栓：管道堵塞时，用抽吸法，若无回血，停止使用并拔除。各班注意观察穿刺肢体的末梢循环情况，如发现局部肿胀，皮肤颜色及肢体温度有异常，及时报告值班医生并给予相应处理。

（3）定期校零

患者卧位不变，使换能器校零点处于右心房同一水平位置，选择标名为：动脉压，先转动三通，使换能器头与大气相通，按监护仪上的调零键，当各压力数值显示为"0"时即可转动三通，使换能器与大气隔绝，而与所穿刺患者的动脉相通，此时监护仪可显示出所测得的压力波形与数值即为患者的动脉血压值。

（4）预防导管污染

接触患者动脉测压管前后养成良好的洗手习惯，按七步洗手法洗手或用免洗手消毒液快速手消毒。每日晨 6:00 开窗通风 30 min；室内空气用多功能杀菌机定时杀菌，2 次 / 日，4 h/ 次；且每年 3 次监护室腾空后用过氧乙酸熏蒸消毒。每天更换动脉测压管正压冲管液。

（5）动脉测压管穿刺点皮肤管理

动脉测压管皮肤穿刺处，每日换药 1 次，敷料潮湿、污染时应及时更换，保持动脉测压管穿刺点周围皮肤干燥。

（6）健康教育

患者病情变化后，患者与家属均有不同程度的恐惧，因此做好患者及家属的健康教育工作十分重要，告知动脉测压管的重要性和高危性，向患者及家属讲解有关知识和日常维护要点，减轻其疑虑，以积极心态接受和配合治疗。

7. 意外处理

（1）管道不通畅

动脉测压管打折、动脉测压管连接管打折、加压输液袋压力不足、动脉测压导管管道密闭性不够、高血压患者、冲洗导管液无抗凝等原因使血液反流，均可引起动脉测压管不通畅或堵塞，发现上述情况时应及时处理：先回抽动脉测压管，不可直接进行冲管以防止可能的导管栓子被冲入患者体内，如果回抽通畅，回抽出的血液和冲洗导管抗凝混合液不可再回注患者体内，再根据相应原因来调整动脉测压管以避免打折、保证加压输液袋压力在正常范围内、保证管道密闭、控制患者血压、冲洗导管液加入抗凝剂，以防止管道不通畅。如果回抽不通畅，拔除动脉测压管重新置管。

（2）导管移位

常因动脉测压管固定不牢固、护理人员操作过失、患者对管道的保护意识欠缺等移位。先回抽判断动脉测压管导管前端是否还在血管内，如果在血管内，消毒穿刺点周围皮肤及动脉穿刺导管，一边注射导管冲洗液，一边缓慢置入动脉穿刺导管，达到理想位置后重新固定；如果不在血管内，拔除动脉测压管重新置管。

（3）导管滑脱

固定不牢固、护理人员操作过失、患者对管道的保护意识欠缺等均可导致动脉测压管滑脱。条件允许下取无菌纱布按压穿刺点皮肤，暂无无菌物品可用清洁物品代替，以防止进一步出血，不可为取无菌物品而浪费时间，按压至出血完全停止。此外，意识障碍或烦躁患者镇静不够或缺乏有效约束，可适当给予镇静，利用约束手套和约束带将患者双手保护起来，预防其非计划性拔管。

三、体外膜肺氧合（ECMO）导管

1. 概念

体外膜肺氧合（extra corporeal membrane oxygenation, ECMO）是源于体外循环技术对重症病人持续体外生命支持的手段。ECMO 是将静脉血从体内引流到体外，经氧合器氧合血液再重新通过静脉和（或）动脉灌注入人体内，以维持机体

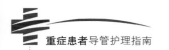

各器官的灌注和氧合，对严重的可逆行性呼吸和（或）循环衰竭病人进行长时间心肺支持，使心脏得以充分休息，为抢救治疗和心肺功能的恢复赢得宝贵的时间。

2. 适应证

（1）急性呼吸衰竭

① 可逆性肺损伤导致的低氧血症。② 高条件正压机械通气支持下难以解决的呼吸性酸中毒（pH ＜ 7.15）。

（2）循环衰竭

心脏手术围术期、急性爆发性心肌炎、心肌梗死后心源性休克。

（3）心肺复苏等方面

ECMO 的建立最快可以在数分钟内完成并用于心脑肺复苏（CPCR），为心搏骤停患者提供最快的心肺循环支持。与传统的 CPCR 相比，ECMO 可以提供足够的心排血量，有效地改善心、肺、脑、肝、肾等重要器官的灌注。

3. 禁忌证

① 高条件正压机械通气超过 7 d；

② 需要高吸入氧浓度支持（吸入氧浓度＞ 80%）；

③ 不能建立血管通路；

④ 造成患者难以从 ECMO 获益的器官功能损害，如不可逆神经系统损害；

⑤ 任何不能进行抗凝治疗的患者。

4. 治疗模式

① 静脉－静脉 ECMO（VV-ECMO）：静脉血经右心房或颈内静脉引出，氧合后回流至中心静脉，与患者自身静脉血混合进入右心室，主要用于肺功能支持。

② 静脉－动脉 ECMO（VA-ECMO）：静脉血经中心静脉引流出来，氧合后经大动脉回输体内，用于心肺功能支持。

③ 动脉－静脉 ECMO（AV-ECMO）：即无泵的 CO_2 清除模式，需要患者循环相对稳定，可以耐受大量动静脉分流，不适合进行完全呼吸功能支持。

（1）物品清单

设备名称	数量	单位	设备名称	数量	单位
主机	1	个	模拟肺	1	个
水温箱	1	个	B超机	1	个
驱动泵	1	个	—	—	—
耗材名称	**数量**	**单位**	**耗材名称**	**数量**	**单位**
ECMO管路	1	套	消毒液	1	瓶
静脉/动脉导	各1	根	超声耦合剂	1	瓶
超滑导丝	1	根	50 ml注射器	4	个
扩皮器	小1大1	个	缝针	5	个
腔静脉包	2	套	贴膜（12 cm×12 cm）	2	片
手术包	1	个	粘性胶布	1	卷
气切包	1	个	口罩帽子	若干	个
换药碗	4	个	无菌手套	8	副
纱布槽	1	个	无菌衣	2	套
耗材名称	**数量**	**单位**	**耗材名称**	**数量**	**单位**
肝素封管液500 ml	4	袋	多巴胺注射剂	200	mg
肾上腺素注射液	5	mg	去甲肾上腺素注射液	10	mg
预冲液	2	袋			

（2）上机流程

① 检查：外包装、有效期。	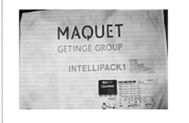

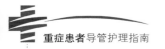
②打开包装，连接静脉引流管与离心泵头入口，并用扎带固定。	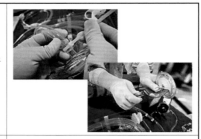
③连接变温水箱，设置适宜温度，并进行水循环，检查氧合器变温系统是否有渗漏，如有渗漏更换套包。	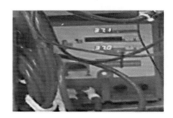
④打开氧合器上端的黄色排气帽，在预充过程中及 ECMO 运行期间均保持排气孔开放，以确保能持续排气。	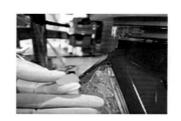
⑤连接两根预充管，在两根预充管中间用皮管钳阻断。	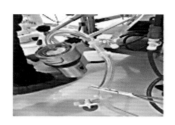
⑥将靠近离心泵头静脉端预充管针头插入预充液容器内，将另一根预充管插入预充袋内（如预充液容器内插入两根预充管，则预充袋及步骤⑥均可省略）；利用重力将与预充液容器连接的预充管至离心泵头出口的气体排除，在离心泵头出口处用皮管钳夹住。	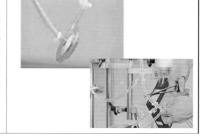

⑦ 离心泵头涂抹耦合剂后装入离心泵驱动装置内，驱动离心泵，按'钳夹'键确认，消除报警音，离心泵转速调至 2000 rpm 左右，松离心泵头钳夹，预充氧合器与管道。	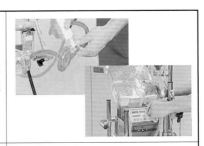
⑧ 当预充袋内预充液达到 200 ～ 400 ml 时，将两根预充管均连接到预充袋。	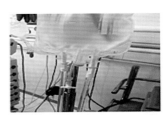
⑨ 检查各接头是否有气泡残存，紧固各接头。	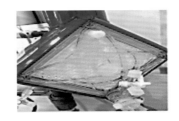
⑩ 松两根预充管中间管道钳，再次确认管路内预充情况。	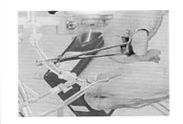
⑪ 预充结束，管路自循环备用。	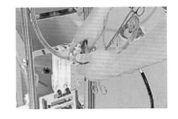

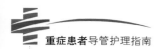
⑫ 台上动静脉插管插好后，打开台上管包装，将台上管递给台上医生。	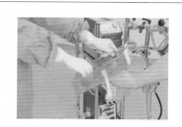
⑬ 理顺整个循环管路，并固定于适当位置。	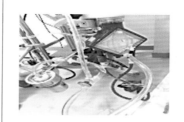
⑭ 连接空氧混合气管道（气源→空氧混合器→氧合器）。	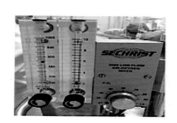

离心泵开机程序：

① 连接电源线，打开电源开关（前后各一，尤其注意背面开关）；

② 按"钳夹"键，（若此时泵头未装入泵槽，再按消音键，以消报警音）；

③ 在流量探头凹槽内放入耦合剂，耦合剂体积约为凹槽体积的 1/3；

④ 置入预充好的离心泵头；

⑤ 转速窗出现 < = < =，将转速旋钮归零；长按归零键听见 4 声'滴'声（三短一长）；

⑥ 转速窗显示 4 个"0"，进入工作状态；

⑦ 使用：选择操作模式，设置合适的转速（或流速）。

5. 固定方法

置管处给予缝线加固纱布包扎，管路用血管钳固定在床单上，松紧适宜，增加缓冲，防止牵连。四肢适当约束，以伸进一指为宜，每小时评估肢端血运情况，必要时遵医嘱给予镇静药物。

6. 日常护理

（1）出血（30%～40%）

ECMO 患者的血液在体外与大量非生理的异物表面接触，管路需要全身肝素化以避免血液凝固和血栓形成；管道固定不牢固，病人活动造成穿刺处出血；血小板功能下降；炎症反应引起促凝血与抗凝血机制激活；长时间体外转流引起凝血功能紊乱。常见的出血部位包括脑、消化道、手术切口、插管部位或其他脏器等，最严重的是脑出血。

（2）栓塞、脑损伤、肢体缺血

① 每日观察瞳孔及意识状况，使用 Glasgow 昏迷评分量表评估病人意识状况，及时发现脑血栓的发生。② 严密观察四肢动脉尤其是穿刺侧肢体动脉搏动、皮肤温度、颜色、感觉、有无水肿等情况，每日测量穿刺侧肢体臂围／腿围，并与对侧肢体对比，注意有无缺血、僵硬、皮肤发白等，每班记录。③ 注意房间温度，做好肢体保温，如肢体皮肤温度下降、颜色发绀、足背动脉搏动减弱或未触及，及时用多普勒超声检查，采取针对性措施。④ 注意观察肢体活动的变化。⑤ 必要时给予头部降温或脱水治疗。⑥ 严密监测管道之间的衔接是否紧密，避免管道脱开，造成空气栓塞。⑦ 每 4～6 h 观察 ECMO 循环系统内有无血栓形成，用听诊器听泵的异常声音，用手电筒照射整个 ECMO 管路，血栓表现为管路表面颜色深暗且不随血液移动的区域，如出现＞5 mm 的血栓或仍继续扩大的血栓应考虑更换 ECMO 系统。

（3）感染（31%）

① 为了减少 ECMO 治疗中发生感染的机会，加强病房管理，将患者置于单间病房，保持空气清洁；加强消毒隔离措施，限制人员进出，避免交叉感染；加强病房空气、地面、用物等消毒，定时做细菌培养。② ECMO 管路预充、穿刺置管及其他各种有创操作时严格无菌操作，切口、各穿刺处按时换药，如有出血或渗出及时消毒更换无菌敷料，保持局部无菌干燥。③ 使用呼吸机期间严格无菌吸痰，

171

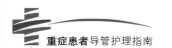

做好呼吸道湿化，及时清理呼吸道分泌物；如病人痰液黏稠、咳嗽能力差、痰液不易吸引时进行纤维支气管镜下吸痰，以防止痰液淤积和肺不张，预防肺部感染。④ 监测白细胞计数及体温变化，观察伤口、穿刺处有无红肿及脓性分泌物等感染表现。⑤ 遵医嘱预防性应用抗生素。⑥ 加强基础护理，定期翻身，保持皮肤清洁。⑦ 加强营养，给予早期胃肠内营养治疗。

7. 意外预防与处理

（1）ECMO 灌注流量安全监测

① 管道受阻：床旁超声，床旁 X 线，确认插管位置，解决管道受阻。

② 容量不足：中心静脉回流减少，输血补液，补充容量。

③ 高血压：加强镇静，扩张血管，降低血压。

④ 心肌顿抑：终止 ECMO。

⑤ ACT、APTT 过低：加强监测，调整肝素用量。

（2）ECMO 动静脉饱和度监测

① 立即做血气分析，进行对照。

② 检查 ECMO 氧气系统，提高氧浓度，适当加大氧流量。

（3）ACT 与肝素的调控

① ACT 维持范围在 160 ～ 200 s。

② 肝素用法：插管时首剂量体内 0.5 ～ 1.0 mg/kg，预充液 10mg/1000 ml。

③ 无活动性出血：ACT 维持在 160 ～ 200 s。

④ 有活动性出血：ACT 维持在 130 ～ 160 s。

⑤ 脏器出血或胸腔引流液进行性增多，ACT 可维持在底限水平。

（4）人工膜肺监测

① 检查膜肺气源管路（氧气和空气）和气流表 / 氧浓度调节阀，重新调整。

② ECMO 期间避免使用脂类药物，以免堵塞膜肺。

③ 血浆渗漏或膜肺内血栓形成时，如患者接近恢复，考虑终止 ECMO，否则要更换膜肺。

（5）ECMO 离心泵监测

① 更换耦合剂。

② 检查离心泵电源，开关。

③ 常备 UPS 电源。

④ 防止电源线被人为断开。

⑤ 机器故障，立即使用手动驱动离心泵维持血流，更换 ECMO 机，通知厂家维修人员。

（6）ECMO 系统密闭性监测

① ECMO 转机前严格检查。

② 检查漏气部位及原因，加固密闭。

③ 停泵排气，某些膜肺具有自动排气功能。

④ 非紧急情况下，不得在 ECMO 管路中加药、抽血。

（7）ECMO 管道非计划脱管

① 掌握插管深度，置管后充分固定。

② ECMO 期间充分镇静，防止躁动。

③ 如果导管脱出，立即用阻断钳夹住脱出的管道，同时按压出血部位，停机。

④ 外科止血，补充血容量，重新插管。

四、主动脉球囊反搏导管

1. 概念

主动脉球囊反搏（intra-aortic balloon pump, IABP）是常见的一种机械循环辅助方式，是指通过动脉系统植入一根带气囊的导管到左锁骨下动脉开口下方和肾动脉开口上方的降主动脉内，在心脏舒张期气

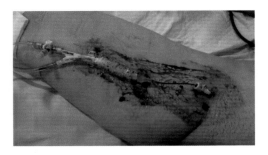

图 6.4 主动脉内球囊反搏导管

囊充气，心脏收缩期气囊放气，提高血压的舒张压，降低心脏后负荷，改善心肌氧供，减少心肌做功，从而提高冠状动脉血液及心脏输出。

2. 适应证

① 各种原因引起的心力衰竭，如急性心肌梗死后并发症及心脏外科手术术

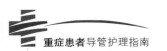
后低心排血量综合征等；

②心源性休克；

③冠心病围术期。

3. 禁忌证

①中、重度主动脉瓣关闭不全；

②主动脉夹层；

③严重凝血功能障碍；

④严重的主动脉 - 髂动脉病变。

4. 换药流程

（1）评估患者意识、自理能力、合作程度，观察伤口敷料渗血、渗液情况，渗血严重者需汇报医生。

（2）洗手、戴口罩、戴手套，准备换药碗、无菌纱布、无菌纱垫。

（3）核对患者，解释并取得合作。

（4）揭除敷料，观察穿刺点有无渗血，氦气管"Y"形端缝合处有无脱开。

（5）碘伏纱布消毒两遍穿刺点及外露导管。

（6）用无菌纱布覆盖穿刺点，纱垫覆盖至氦气管"Y"形端，胶布缠绕固定。

（7）再次核对，观察患者反应，安置合适体位，进行健康教育。

（8）整理用物，洗手，记录。

5. 固定方法

（1）使用约束带对患者置管下肢进行保护性约束，保持置管肢体处于伸直位，利于血液的引出及回输。为保证设备的持续运转，将电源连接线及管路妥善固定好，防意外拔管。

（2）将 IABP 导管的固定座及针座一并在导管定位完成后实施缝线固定。用无菌透明敷料实施穿刺点固定，以穿刺点为圆心、下肢为轴半径实施胶带粘贴以充分固定，固定前需对 IABP 导管刻度、缝线固定牢固度、敷料覆盖处皮肤清洁干爽度实施检查。伤口敷料边缘处应用 30 cm 的抗菌手术膜细致强化粘贴，以进一步强化导管固定。

6. 日常护理

（1）观察记录

正确识别反搏时间、触发方式、反搏比例、气囊气量、反搏时相，以及有球囊反搏与无球囊反搏动脉压波形，确保反搏效果，并记录尿量、反搏压、平均动脉压及足背动脉搏动等情况，如有异常，及时报告医生。

初始采用 1∶1 反搏，根据心电图调整充、放气时间，严密观察心率、心律、反搏压大小及波形。当患者血压恢复良好、收缩压＞100 mmHg、末梢循环良好时逐渐下调反搏比，当反搏比 1∶3 时患者血压仍能维持稳定可停用。

（2）导管护理

患者取平卧位或半卧位床头抬高 30°，将导管沿大腿纵向固定，适当约束置管侧肢体，使肢体伸直，避免过度屈膝屈髋导致反搏管路打折，在导管外露部分做一醒目标记，密切观察有无导管移位。护士移动患者时应绝对避免管道压迫、弯曲、扭曲、移位或牵拉。操作结束后，检查气囊管道是否移位，分析其反搏波型是否出现异常表现。注意对患者下肢温度进行测量，观察皮肤颜色有无变化，触摸足背动脉搏动情况，如果发现患者体温下降，身体发冷，或者足背动脉搏动弱化甚至消失，应考虑股动脉栓塞的发生，立即通知医生，及时采取针对性措施。经常按摩穿刺侧肢体，增强血液循环，可预防血栓。患者床头放置"防导管滑脱"安全标识牌，引起医护人员的重视。

（3）抗凝治疗的护理

IABP 的过程中必须要高度重视抗凝治疗，置管后肝素钠 12 500 U 加入等渗盐水 500 ml 加压灌注，等渗盐水 96 h 更换，针对中心腔管路进行规范化冲洗，常规每小时冲洗 1 次，每次 2～3 ml，保持管路通畅，观察压力波形变化，如果发现其波形幅度出现衰减，应及时进行冲管处理，避免反搏管路出现堵塞，冲管时应暂停反搏，防止血栓进入近端动脉血管。每 4 h 监测全血激活凝血时间变化，使维持在 180～200 s，同时密切观察有无临床出血征象，如局部渗血、消化道出血、全身散在性的小出血点等。监测心包纵隔引流量、血小板计数等，心包纵隔引流量增多时应及时报告医生，及时调整肝素用量。

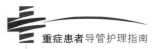

（4）预防感染

预防感染是 IABP 治疗成功的关键，长期应用 IABP 治疗的患者，感染发生率可显著增加，在护理治疗中严格无菌操作，注意观察穿刺处有无渗血、血肿及感染征象，保持切口无菌干燥，切口有出血、渗血或被污染时应及时更换敷料，以防止切口感染。密切观察记录体温波动情况，每日监测血常规以及白细胞计数变化，根据医嘱合理预防性使用抗生素。

（5）心理护理

IABP 辅助治疗多为高危患者，住 ICU 相对隔离，留置各种管道导致不适，同时因绝对卧床、肢体制动及医源性限制易产生紧张不良情绪，极易对治疗配合度及护理配合度造成不利影响。面对这种情况，护理人员应主动向患者介绍 IABP 相关知识，使其了解 IABP 治疗的目的、方法和效果等，避免患者出现过度紧张。耐心安慰和鼓励患者，减少心理负担，帮助患者树立战胜疾病的信心，使其能够积极配合各项治疗和护理。

（6）拔管护理

拔管前停用肝素抗凝 4～6 h，ACT 降至 200 s 以下，反搏比调整为 1∶3 或 1∶4 稳定后停止反搏并观察 30 min 后拔除导管。拔管后按压股动脉穿刺点上方 1 cm 处 30 min，弹力绷带加压包扎，沙袋压迫 8 h，制动体位 24 h，观察足背动脉搏动，下肢皮肤颜色、温度、感觉，穿刺点出血情况及周围有无血肿的发生（图 6.5～图 6.6）。

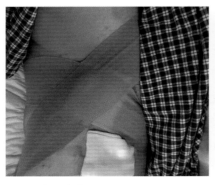 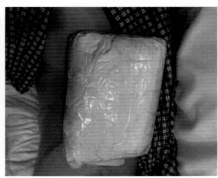

图 6.5 加压包扎　　　图 6.6 沙袋压迫

7. 意外处理

（1）下肢动脉缺血

IABP 置管后 15 min 监测一次足背动脉，1 h 后改为 30 min 监测一次，以后 1 h 监测一次，记录足背动脉搏动、血氧饱和度情况。对清醒患者询问其下肢感觉，是否疼痛、麻木，观察足背皮肤的温度、颜色及血管充盈情况，同时与对侧肢体足背动脉比较。如置管后出现术侧下肢颜色苍白、温度低、足背动脉搏动微弱等临床表现，及时汇报医生。

（2）出血

在应用 IABP 治疗时，患者血小板计数均会出现不同程度的下降，每日查血常规监测血小板，同时严密观察皮肤黏膜、伤口渗血、心包纵隔引流液的颜色和量。如置管处渗血明显，局部伤口予重新缝合，及时更换敷料加压包扎，并使用沙袋压迫止血，如效果不佳需调整抗凝剂用量。

（3）急性肾功能不全

术后如 2～5 d 出现尿量减少（＜15 ml/h），尿素氮和肌酐升高，及时查找原因并予床边 X 线检查确定导管位置，排除球囊位置过低堵塞肾动脉的可能，早期予 CRRT 治疗，严格记录每小时尿量，观察尿液的颜色。

（4）球囊导管管腔堵塞

球囊导管冲洗不充分或未按规定时间冲管，以及放置球囊侧肢体过度弯曲，易出现导管堵塞。护理过程中，应每小时予冲洗中央管腔，密切观察动脉压力的波形，是否低平或消失。如果压力波形低平，中心管腔无法抽到回血，考虑有堵塞可能，不可强行冲管，以免栓子进入主动脉，应停止使用中央管腔，禁止从中心管腔抽血。同时术侧肢体避免过度弯曲，导致导管弯折引起管腔堵塞。

（5）球囊破裂

球囊破裂原因包括动脉粥样钙化斑块或严重钙化的主动脉壁与球囊之间机械性磨损，患者因活动受限而烦躁不安引起球囊内压增高，以及球囊质量等因素。球囊破裂是 IABP 治疗非常罕见且严重的并发症，一旦发现球囊内有血液反流、反搏仪持续报警、反搏波形消失，应考虑球囊破裂，及时报告医生。一旦确认破裂，立即停止反搏，将患者床头降低 30°，预防氦气进入脑部引起栓塞，并立即拔出导管。球囊破裂后氦气将迅速与血液反应形成血凝块，血管内血栓滞留导致球囊拔出困难，会严重威胁患者生命。所以，当出现球囊破裂的证据时应立即协助医生拔出或更换球囊。

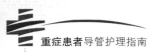
五、心脏临时起搏管

1. 概念

（1）心脏临时起搏管

心脏临时起搏管是指用于床旁临时心脏起搏使用的导管，导管一根连接心外膜电极，另一根埋于皮下，两根导线另一端为利针，连接于心脏起搏器上，通过心脏起搏器产生脉冲电流刺激心脏，使其兴奋并发生心脏搏动，主要用于治疗各种原因引起的严重缓慢型心律失常。

（2）常见置管部位

颈内静脉（右侧颈内静脉是首选穿刺部位）、锁骨下静脉、颈外静脉、贵要静脉、股静脉。

2. 适应证

（1）术后应用指征

• **术后心动过缓**：包括Ⅲ度房室传导阻滞或Ⅱ度房室传导阻滞心率较慢者；虽无房室传导阻滞，但心率缓慢导致血压偏低者。

• **术后心律紊乱**：包括频发室性期前收缩，尤其多源性或阵发性心动过速，药物治疗效果不佳者；室上性、室性阵发性心动过速，药物治疗无效者。

• **病情重或手术复杂者**：估计手术创伤本身或其所造成的局部出血、水肿、缺氧、酸中毒等有可能损伤传导组织或影响其功能，引起房室传导阻滞者。

（2）病态窦房结综合征，心动过缓易出现阿-斯综合征者。

（3）心肌缺血所致窦房结功能障碍，或完全性房室传导阻滞，心动过缓用药物治疗效果不佳者。

178

3. 禁忌证

心脏起搏器植入的患者没有绝对的禁忌证，相对禁忌证有：

① 没有起搏器明确植入指征；

② 全身感染患者；

③ 出现了严重的多脏器功能不全，预期寿命比较短的患者。

4. 固定方法

留置鞘管缝合固定，外露导线盘绕后，无菌贴膜固定，避免起搏器牵拉滑脱。

5. 日常护理

① 对心电图实施动态观察，对起搏情况进行有效判断。术后开展持续心电监护，了解患者临时起搏器运转以及生命体征的基本情况。患者身上临时起搏器妥善固定，避免损坏或者滑脱，尽可能不移动起搏导管。每班对接头连接处进行检查，确保有效、安全地进行起搏，用纱布保护固定外露的导管。

② 穿刺点护理：经股静脉穿刺患者术后应对穿刺侧肢体进行制动，防止关节弯曲以及右侧下肢活动，每天观察伤口及更换敷料，观察穿刺部位有无红、肿、痛及渗血；局部皮肤颜色、温度变化，以及穿刺点处有无波动感（积血）等。发现异常时，需及时处理。

③ 长期卧床患者需预防压疮及深静脉血栓。

④ 观察起搏器工作状态，保证起搏器的起搏功能正常，护士应掌握临时起搏器各功能开关的作用及调节范围，熟知起搏器导管正负极插入及更换电池的方法。一般临时心脏起搏器持续使用时间不超过 14 天，避免感染。

6. 意外处理

（1）出血

直视心脏手术后由于肝素化的影响，电极在心脏的穿刺部位易渗血，必要时缝合止血。

（2）感染

临时起搏的导线引出皮肤处，埋藏式起搏器的埋藏处易感染。感染一般为局部性，很少扩散至全身。一旦发现感染，应更换放置位置或将心外膜起搏导线拔除，改为心内膜起搏。

（3）起搏导线滑脱

一旦滑脱，及时汇报医生，关注心律变化。

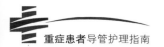
重症患者导管标识

推荐：导管五色三级法

五色	三级
所有的动脉导管：红色	所有的高危导管：棱形
所有的静脉导管：蓝色	所有的中危导管：椭圆形
所有的胃肠导管：紫色	所有的低危导管：长方形
所有的引流管：棕色	
所有的呼吸导管：黄色	

动脉导管	高危	鼻肠管
静脉导管		ABP
胃肠导管	中危	CVC输液
引流导管		腹腔引流
呼吸导管	低危	留置针输液
		导尿管

参考文献

[1] Gorski L, et al. Infusion therapy standards of practice[J]. J Infus Nurs, 2016, 39(11): S51-S151.

[2] 刘婷, 宿桂霞. 预防 PICC 置管术中颈内静脉异味方法的研究进展 [J]. 护士进修杂志, 2017, 32(12): 1090-1092.

[3] 中华人民共和国国家卫生和计划生育委员会. 静脉治疗护理技术操作规范 [S]. 中华人民共和国卫生行业标准 WS/T433.2013: 2.

[4] 袁忠, 谌永毅, 李旭英, 等.《PICC 固定标准操作流程图》在 PICC 固定质量管理中的实践与效果评价 [J]. 中国实用护理杂志, 2018, 34(1): 42-47.

[5] 饶学燕, 郑红彬, 万雪梅, 等. 个体化护理干预在肿瘤 PICC 置管患者中的应用 [J]. 中国煤炭工业医学杂志, 2015, 18(12): 2106-2110.

[6] Guo, Stephanie, Zappetti, et al. Is There an Ideal Site forCentral Venous Catheterization? [J]. Clinical Pulmonary Medicine, 2016, 23(1):44-45.

[7] Morano G, Pasyk M, Tisnado J. Abstract No.605-In-advertent puncture of "central" arteries during central ve-nous catheterization:the spectrum of iatrogenic complica-tions [J]. Journal of Vascular and Interventional Radiology, 2016, 27(3):266.

[8] 陆嫦恩. 中心静脉导管相关感染护理分析 [J]. 现代诊断与治疗, 2015(20): 4790-4791.

[9] LaRoy J R, White S B, Jayakrishnan T, et al. Cost and morbidity analysis of chest port insertion:interventional radiology suite versus operating morn[J]. J Am CollRadiol, 2015, 12(6):563-571.

[10] 吴超君, 缪晶, 张昕童. 成人输液港堵塞预防与处理的证据总结 [J]. 中华护理学杂志, 2018, 53(3): 346-351.

[11] 沈月红, 徐建鸣, 张新萍, 等. 完全植入式静脉输液港维护循证护理标准在外科病房的应用 [J]. 中国临床医学, 2016, 23(1):95-97.

[12] 黄翠红, 陈秀梅, 黄翠娟, 等. 植入式静脉输液港与经外周中心静脉置管在化疗患者中的应用比较 [J]. 广东医学, 2016, (3):472-473.

[13] 高姗, 林江, 李福琴, 等. 安全植入式静脉输液港相关感染的危险因素 [J]. 中国感染控制杂志, 2018, 17(9):815-818.

[14] 董翠珍, 程云. 股静脉留置临时性双腔血液透析管的护理进展 [J]. 护理研究（中旬）, 2014, 2(28): 520-522.

[15] 翟丽. 实用血液净化技术及护理 [M].2 版, 北京: 科学出版社, 2018.

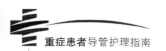
[16] 郑少霞,池小凤,张晓莺.抗生素在临时血液透析导管护理中的应用[J].中国临床护理,2013,5(4):297-299.

[17] 刘芬芳,王秀芳.改进透析导管护理流程减少感染发生率[J].护理实践与研究,2015,9:41.

[18] 沈卫利,姚红.一种新型袋式敷贴在透析导管护理中的应用[J].当代护士,2018,25:186-187.

[19] 胡延秋,程云,王银云,等.成人经胃管喂养临床实践指南的构建[J].中华护理杂志,2016,51(2):138-139.

[20] 刘荣婷,游永浩.一种解除螺旋型鼻肠管堵塞的新方法[J].护士进修杂志,2016,31(22):2074-2075.

[21] 徐文芳,陈凤,王小芳,等.鼻肠管联合胃管营养支持对长期机械通气患者预防误吸的影响[J].中国实用杂志,2016,32(10):765-766.

[22] 刘飞,何玉妮,肖益彩,等.重型颅脑损伤患者两种管饲途径的比较及护理策略[J].医学临床研究,2015,32(9):1689-1690.

[23] 倪元红.经皮内镜下胃/肠造口置管的护理进展[J].解放军护理杂志,2008,25(6):31-32.

[24] 韩益平,马龙滨,张孟华.经皮内镜下胃、空肠造口术并发症的防治与护理[J].河北医科大学学报,2008,29(4):615-616.

[25] 宋佳佳,丁岚,夏灿灿,等.一例经皮内窥镜胃空肠造口术后患者并发切口感染及包埋综合征的护理[J].中国实用护理杂志,2018,34(14):1073.

[26] 管启云,李梦洁,王欣.经皮内镜下胃造口术相关并发症及护理干预[J].中国实用护理杂志,2011,27(s2).

[27] 韩益平,何津,马龙滨,等.经皮内镜下胃空肠造口术后并发症的护理[J].现代临床护理,2008,7(2):24-25.

[28] 王卫利,李淑琴,刘芳丽.留置三腔二囊管方法的改进[J].护理学杂志,2014,22(10):217-219.

[29] 占小安,盛誉.急性肠梗阻治疗中应用经鼻小肠减压管置入术的临床观察[J].浙江创伤外科,2016,21(5):869-870.

[30] 孙凯.经鼻小肠减压管置入术协同生长抑素治疗急性肠梗阻[J].中国综合临床,2015,31(z1):74-76.

[31] 王金晶,汪志明,王震龙,等.经内镜放置小肠减压管在肠梗阻患者中的应用[J].中华消化内镜杂志,2016,33(9):643-645.

[32] 吴燕菊.肠梗阻中小肠减压管的应用和护理[J].中国社区医师,2017,33(18):145-146.

[33] 田春江,周则卫.经鼻型肠梗阻导管在小肠梗阻诊疗中的应用效果分析[J].中华介入

放射学电子杂志，2018，6(1)：65-69.

[34] 张志刚，张彩云．一种口咽通气管的制作与应用 [J]．中华护理杂志，2014，49(3)：381-382.

[35] 薛以萍．口咽通气管在神经内科重症监护病房的应用及护理 [J]．中国现代药物应用，2014，8(20)：165-166.

[36] 潘彩云．口咽通气管在院前急救中的应用 [J]．当代护士，2014(3)：14-15.

[37] 李菊花，任兴珍，郭安娜，等．鼻咽通气管固定带的制作与应用 [J]．护士进修杂志，2014，29(11)：1047-1048.

[38] 唐轶珣，祝益民．《危重症气管插管管理指南》解读：如何改善人为因素 [J]．实用休克杂志（中英文），2018，2(4)：240-243.

[39] 郑敏伟．急诊内科危重昏迷患者气管插管的时机与方法 [J]．中国当代医生，2018，25(23)：53-55.

[40] 磨书晖，韦静，陆莉金．危重症患者现场急救中气管插管时机的探讨 [J]．微创医学，2018，13(1)：114-115.

[41] 赵利．经鼻气管插管抢救急性呼吸衰竭的护理体会 [J]．医学理论与实践，2018，31(16)：2498-2499.

[42] 揭雪雪．经口气管插管术的护理配合 [J]．当代护士：专科版（下旬刊），2018，25(3)：100-101.

[43] 戴晓明．不同固定方法在经口气管插管中应用的研究进展 [J]．当代护士：综合版（上旬刊），2018，25(2)：20-23.

[44] 陈艳．改良经口气管插管固定方法的对比研究 [J]．吉林医学，2018，39(4)：796-797.

[45] 郑婷，罗秋琼．急诊 ICU 气管插管机械通气患者的观察与护理 [J]．中国医药科学，2018，8(2)：120-122.

[46] 余珊．经口气管插管患者口腔护理的研究进展 [J]．当代护士：专科版（下旬刊），2018，25(9)：33-36.

[47] 穆秀．机械通气患者气管插管的临床护理体会 [J]．中国社区医师，2018，34(4)：151.

[48] 李伟．舒适化护理在气管插管患者护理过程中的应用 [J]．中国医药指南，2018，16(31)：226-227.

[49] 方丹．改良口腔护理在经口气管插管患者中的应用 [J]．安徽医药，2018，22(3)：554-556.

[50] 刘淑贞，闫小红．个性化口腔护理在 ICU 气管插管机械通气中的应用 [J]．河南医学研究，2018，27(1)：167-168.

[51] 张燕姝，王月．经口气管插管患者口腔护理方法研究 [J]．全科口腔医学杂志（电子版），2018，5(12)：57-58.

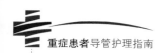
[52] 蔡木辉 . 气管切开留置金属气管导管堵管的护理进展 [J]. 护理实践与研究，2016，13(17)：27-29.

[53] 余薇 . 气管切开患者的护理 [J]. 中国保健营养，2013，10：5778-5779.

[54] 熊艳，李丽华，林桂芳 . 无刺激性气管切开处换药方法的应用 [J]. 中国现代医生，2016，54(22)：150-152.

[55] 景峰，戚雯雯，梁婧，等 . 气管切开固定带的制作与临床应用 [J]. 上海护理，2016，16(1)：52-55.

[56] 吴亚 . 气管切开导管非计划性拔管的原因及护理对策 [J]. 中外医疗，2011，6：165-166.

[57] 卜云，江颖子 . 气管切开患者的护理 [J]. 当代临床医刊，2017，30(6)：3561-3578.

[58] 陈礼付，戚建伟，马俭，等 . 气管切开术 50 例手术和护理体会 [J]. 世界最新医学信息文摘，2018，18(4)：41-43.

[59] 罗华，陈敏清，覃菁华，等 . 精细化护理评估路径表在气切套管拔管中的应用 [J]. 海南医学，2017，28(21)：3604-3606.

[60] 苏芳 . 脑外科气切患者气管套管声门下吸引的临床应用护理效果研究 [J]. 中外女性健康研究，2016，(23)：19-20.

[61] 李佳徽 . 氯己定在气切患者口腔护理中的效果研究 [J]. 当代医学，2016，22(30)，125-126.

[62] 忍秀芹，吴贤翠 . 头颈部肿瘤气切患者行放疗所致相关并发症的护理体会 [J]. 实用临床护理学电子杂志，2017，2(46)：121-121.

[63] 姜淑庆，来文萍 . 自制气切固定绷带在 ICU 患者中的应用 [J]. 护士进修杂志，2017，32(08)：767.

[64] 郝玲 . 新型气管切开固定带在神经外科气切患者中的应用研究 [J]. 青海医药杂志，2018，48(08)：36-37.

[65] 王洪英 . 神经外科留置气囊导尿管患者并发症的护理体会 [J]. 世界最新医学信息文摘，2018，18(25)：279.

[66] 孙蒋萍，嵇玲娟 . 留置尿管存在的并发症原因分析及护理对策 [J]. 临床医药文献杂志，2017，4(67)：13164-13165.

[67] 李桃兰 . 导尿管留置导致尿路感染的临床分析及护理 [J]. 现代医学与健康研究，2018，2(5)：47.

[68] 成燕，侯章梅，杨薇，等 . 消毒液及无菌屏障在预防导尿管相关尿路感染中的研究 [J]. 现代医药卫生，2018，34(22)：3489-3492.

[69] 宋慧敏，张菊，王世浩 . 长期留置导尿患者更换尿管时机的辩证思考与探索 [J]. 中华医院感染学杂志，2018，23(28)：3668-3670.

[70] 黄翼然.泌尿外科手术并发症的预防与处理 [M].上海：上海科学技术出版社，2014.

[71] 那彦群，叶章群，孙颖浩，等.中国泌尿外科疾病诊断治疗指南 [M].北京：人民卫生出版社，2014：619.

[72] 马迪迪，刘美玉，周素良，等.膀胱造瘘病人实施集束化护理预防感染的效果观察 [J].护理研究，2015，29(5)：1869-1871.

[73] 万国英，朱心燊，欧恬.膀胱功能训练在永久性膀胱造瘘病人护理中的应用 [J].护理研究，2018，32(17)：1119-1120.

[74] 刘翔，王娜，卢爽.集束化护理在减少经皮肾镜超声碎石术后留置肾造瘘管患者术后并发症中的应用 [J].新疆医学，2016，46(4)：456-458.

[75] 陶晓波.微创经皮肾镜碎石取石术的护理体会 [J].全科护理，2018，16(27)：3373-3374.

[76] 范冬萍，何其英，徐苓傈，等.凡士林油纱改善肾造瘘拔管后漏尿的临床效果 [J].西部医学，2018，30(2)：287-290.

[77] 高彦，马社君，邢保娥.150例肾多发结石经皮肾镜超声碎石术后肾造瘘管的护理 [J].中华护理杂志，2013，48(6)：496-498.

[78] 张莎，贾雪微.关于心外科术后心包－纵隔引流管的护理 [J].全科护理，2018，9(27)：24.

[79] 包秀珠，刘经纬，严丽华.智能化挤捏引流装置在心脏瓣膜置换术后的应用 [J].护理研究，2014，28(4C)：1462-1464.

[80] 王慧.胸腔闭式引流管两种固定方法预防手术并发症的效果比较 [J].治疗与观察，2014，8(23)：122-123.

[81] Xie HY, Xu K, Tang JX, et al.A prospective randomized, controlled trial deems a drainage of 300 ml/day safe before removal of the last chest drain after video-assisted thoracoscopic surgery lobectomy[J].Interact Cardiovasc Thorac Surg, 2015, 21(2):200-205.

[82] 向敏峰，漆奋强，蒋清柏，等.加速康复外科理念在多发肋骨骨折术后胸腔引流管管理中的应用 [J].海南医学，2018，29(12)：1656-1660.

[83] 江方正，孙加奎，叶向红，等.腹腔双套管引流中护理风险的防范对策 [J].解放军护理杂志，2012，29(8B)：36-38.

[84] 李颖.脑室外引流术后脑室感染原因及护理措施分析 [J].社区医学杂志，2014，12(2)：79.

[85] 朱春霞，巫秋霞.脑室外引流患者的护理体会 [J].广东医学，2016，7(37)：266-268.

[86] 陈秀润.脑室引流管护理的相关研究 [J].中国卫生产业，2013，(9)：39-40.

[87] 申燕平.综合护理干预在慢性硬膜下血肿围手术期中的应用分析 [J].家庭医药，

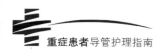
2017(1)：132-133.

[88] 王维芬. 慢性硬膜下血肿围手术期护理体会 [J]. 内蒙古中医药，2017，36(7)：164- 165.

[89] 任永峰. 对行慢性硬膜下血肿钻孔引流术的老年患者实施围手术期综合护理干预的效果研究 [J]. 当代医药论丛，2015，13(01)：68-70.

[90] 王丙红. 舒适护理在慢性硬膜下血肿围手术期中的应用效果分析 [J]. 护理体验，2014，22(09)：23-24.

[91] 黄怡. 心理护理在慢性硬膜下血肿患者围手术期研究 [J]. 大家健康（学术版），2016，10(12)：17-18.

[92] 徐丽娟，林斌，陈晓敏，等. 机化型慢性硬膜下血肿围手术期的护理体会 [J]. 现代护理，2014，17（36）：151-156.

[93] 任永峰. 对行慢性硬膜下血肿钻孔引流术的老年患者实施围手术期综合护理干预的效果研究 [J]. 护理研究，2015，13(01)：55-56.

[94] 李跃继，苏晨芳. 腰大池持续引流治疗伤口脑脊液漏 [J]. 中华神经外科杂志，2016，17(3)：161-163.

[95] 苏国良，肖庆. 终池引流辅助脑室引流治疗脑室出血 [J]. 中华神经外科杂志，2016，26(3)：64-66.

[96] 闫梅花. 腰大池置管持续引流在治疗颅内感染中的护理体会 [J]. 中国实用医药，2013，7(28)：203-204.

[97] 王晓芳，陈玲玲. 腰穿持续外引流的护理及并发症的观察 [J]. 护士进修杂志，2015，4（30）：669-671.

[98] 魏玲，杨红利. 11 例颈椎术后脑脊液漏患者行腰穿持续引流的护理 [J]. 护理研究，2016，7(26)：361-363.

[99] 张占伟. 三种常用导管在持续腰大池脑脊液外引流术中的对比观察 [J]. 中国微侵袭神经外科杂志，2013，13(5)：229-230.

[100] 王兴辉. 腰大池持续引流术治疗重型颅脑损伤并蛛网膜下腔出血的临床分析 [J]. 中国医药科学，2016，20(6)：170-177.

[101] 章国军，何民，杜杭根，等. 腰穿与腰大池引流结合鞘内注射治疗开颅术后颅内感染的临床效果比较 [J]. 中国医院感染学杂志，2014，24(2)：4-6.

[102] 饶赛赛，张俊文. 鼻胆管引流术在预防 ERCP 术后并发症中的意义及其引流时间的研究 [J]. 重庆医学，2016，45(13)：1801-1802.

[103] 李静，李维娜，宋丹丹，等. 综合护理干预在胆道疾病术后"T"形引流管有效护理中的应用 [J]. 国际护理学杂志，2016，35(5)：612-614.

[104] 夏源. PTCD 引流管出现扭曲、移位的原因及护理 [A]. 中国中药杂志 2015// 专集：基层医疗机构从业人员科技论文写作培训会议论文集 [C]. 中国中药杂志社，2016：1.

[105] 付丽丽，刘洪珍，齐少春，等 . PTCD 及支架置入术治疗恶性梗阻性黄疸的护理体会 [J].
护理实践与研究，2013，10(18)：57-59.

[106] 杨慧，杨承莲，吴艳丽 . 恶性梗阻性黄疸患者经皮经肝胆道引流管的双重固定方法 [J].
中华护理杂志，2015，50(06)：766-767.

[107] 高星梅 . 恶性梗阻性黄疸 PTCD 术后常见并发症及护理对策分析 [J]. 循证护理，
2018，4(7)：656-659.

[108] 王万美 . 经皮穿刺肝胆留置引流管管理 [J]. 肝胆外科杂志，2014，22(02)：139-141.

[109] 黄学芳 . PTCD 及胆道支架植入术后常见并发症的护理对策 [J]. 南通大学学报（医学
版），2014，34(6)：556-557.

[110] 赵瑞峰，贾春怡，赵佳 . PTCD 相关并发症探讨 [J]. 临床消化病杂志，2013，25(06)：
324-326.

[111] 李柏林，杨其霖，陈伟燕，等 . 早期 PICCO 监测在脓毒症急性肾损伤患者治疗中的作用 [J].
实用医学杂志，2016，32(9)：1449-1452.

[112] 蒋沁娟，张成烜，徐伏良，等 . 89 例感染性休克患者的 PiCCO 血流动力学特点 [J]. 实
用临床医药杂志，2016，20(13)：186-187.

[113] 姚滔，吴伟芳，郑霞，等 . 呼气末二氧化碳分压联合被动抬腿试验对心脏术后休克患
者容量反应性评估的价值 [J]. 中华危重病急救学，2016，28(5)：391-395.

[114] Bendjelid K, Marx G, Kiefer N, et al. Performance of a new pulsecontour
method for continuous cardiac output monitoring:validationin critically ill
patients[J].British Journal of Anaesthesia, 2013, 111(4):573 – 579.

[115] 许艳军，杨喆 . Picco 指导的 crrt 液体管理对感染性休克患者预后的影响 [J]. 河北医学，
2016，22(11)：1782-1784.

[116] 刘松桥，邱海波 . ECMO 临床应用及进展 [J]. 中华医学信息导报，2015，30(5)：16-17.

[117] Ventetuolo C E, Muratore C S. Extracorporeal life support in critically ill
adults[J].American journal of respiratory and critical care medicine, 2014,
190(5):497-508.

[118] Abrams D, Garan A R, Abdelbary A, et al. Position paper for the organization
of ECMO programs for cardiac failure in adults[J].Intensive care medicine,
2018, 44(6):717-729.

[119] Mosier J M,Kelsey M,Raz Y,et al. Extracorporeal membrane oxygenation (ECMO)
for critically ill adults in the emergency department:history, current
applications, and future directions[J].Critical Care, 2015, 19(1):43.

[120] 谢王芳，楼晓芳，诸纪华 . 体外膜肺氧合应用于急性暴发性心肌炎患儿的护理 [J]. 中
华护理杂志，2015，50(4)：427-430.

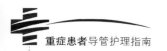

[121] Cheng R, Hachamovitch R, Kittleson M, et al. Complications of extracorporeal membrane oxygenation for treatment of cardiogenic shock and cardiac arrest: a meta-analysis of 1, 866 adult patients[J].The Annals of thoracic surgery, 2014, 97(2): 610-616.

[122] Franchineau G, Luyt CE, Combes A, et al. Ventilator-associated pneumonia in extracorporeal membrane oxygenation-assisted patients[J].Annals of translational medicine, 2018, 6(21).

[123] 胡方斌, 赵杰, 聂亚彬, 等. 床旁紧急主动脉球囊反搏术的临床应用 [J]. 临床心血管病杂志, 2014, 30(2): 120-123.

[124] 蒋春艳, 涂惠娟.ECMO 联合 IABP 及 CRRT 应用于心脏术后患者的护理 [J]. 护理与康复, 2018, 17(5): 92-93.

[125] 李慧敏, 汪涛, 董少红, 等.IABP 患者实施管道护理预防非计划性拔管的探讨 [J]. 中国医药科学, 2015, 5(8): 88-90.

[126] 单文军, 郭世燕, 唐志爱. 多器官支持治疗高容量负荷心衰合并低血压状态、肾功能衰竭的观察 [J]. 现代医学, 2017, 45(11): 1653-1656.

[127] 孙晓楠. 冠状动脉旁路移植术后主动脉气囊反搏治疗的护理 [J]. 中西医结合心血管病电子杂志, 2016, 4(5): 111-112.

[128] 汤敏. 急诊冠状动脉旁路移植术治疗经皮冠状动脉介入术中冠状动脉意外 [J]. 中国胸心血管外科临床杂志, 2015, 01: 19-22.

[129] 万久贺, 杨勇, 刘怡, 等.APACHE Ⅲ评分与老年冠状动脉移植术后 IABP 辅助治疗的医院感染 [J]. 临床肺科杂志, 2010, 15(7): 942-943.

[130] 许海雁, 谢家湘. 冠状动脉旁路移植患者主动脉球囊反搏的护理 [J]. 护理学杂志, 2018, 33(8): 24-26.

[131] 张淑花, 徐可, 徐蕾, 等. 急性心肌梗死主动脉球囊反搏治疗致血小板减少及其临床意义 [J]. 南京医科大学学报（自然科学版）, 2014, 34(12): 1677-1680.

[132] 陈红, 徐燕, 吴霞, 等. 重症冠心病患者主动脉球囊反搏支持下不停跳冠状动脉搭桥术并发症护理 [J]. 安徽医学, 2016, 37(10): 1299-1301.

[133] 纪延霞.Swan-Ganz 专科小组在持续改进心脏术后漂浮导管护理质量中的研究 [J]. 实用临床护理学电子杂志, 2018, 3(29):73.

[134] 吴欣娟, 马玉芬, 张毅等. 神经外科重症护理管理手册 [M]. 北京：人民卫生出版社, 2017.

[135] 周雪峰, 谢泽兰. 紧急心脏临时起搏救治心脏急症的临床应用探讨. 心血管病防治知识（学术版）, 2016, (7):75-77.